Receitas Cetogênicas para o café da manhã:

1. Omelete de espinafre:
   - Ingredientes:
     - 2 ovos
     - 1 xícara de espinafre picado
     - Sal e pimenta a gosto
   - Modo de preparo:
     1. Bata os ovos em uma tigela.
     2. Adicione o espinafre picado, sal e pimenta.
     3. Aqueça uma frigideira antiaderente e despeje a mistura de ovos.
     4. Cozinhe em fogo médio até ficar firme dos dois lados.
     5. Sirva quente.

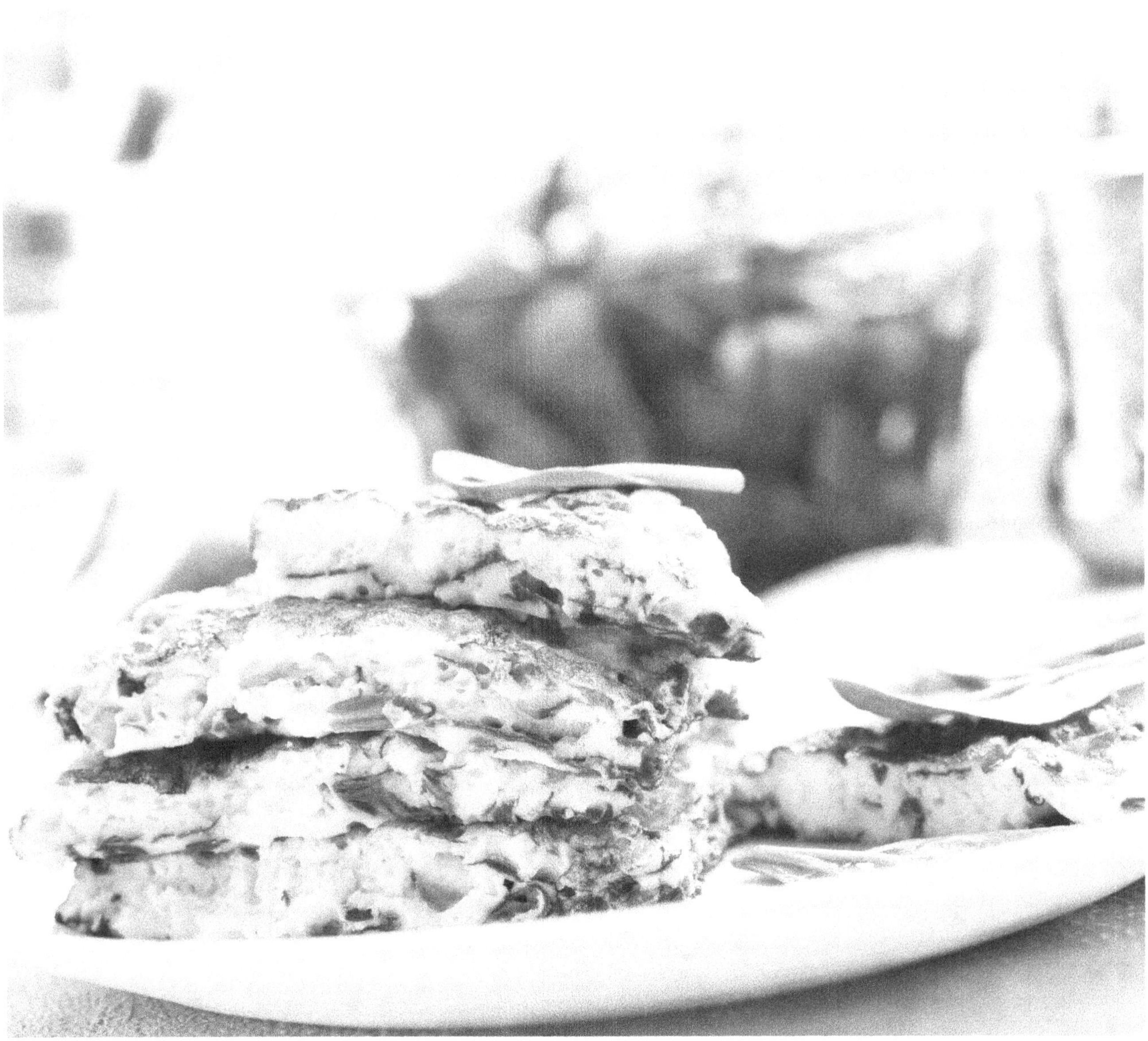

2. Smoothie de abacate:
 - Ingredientes:
   - 1 abacate maduro
   - 1 xícara de leite de coco
   - 1 colher de sopa de óleo de coco
   - Adoçante low carb a gosto (opcional)
 - Modo de preparo:
   1. Coloque todos os ingredientes no liquidificador.
   2. Bata até obter uma consistência cremosa.
   3. Adicione adoçante se preferir uma versão mais doce.
   4. Despeje em um copo e sirva gelado.

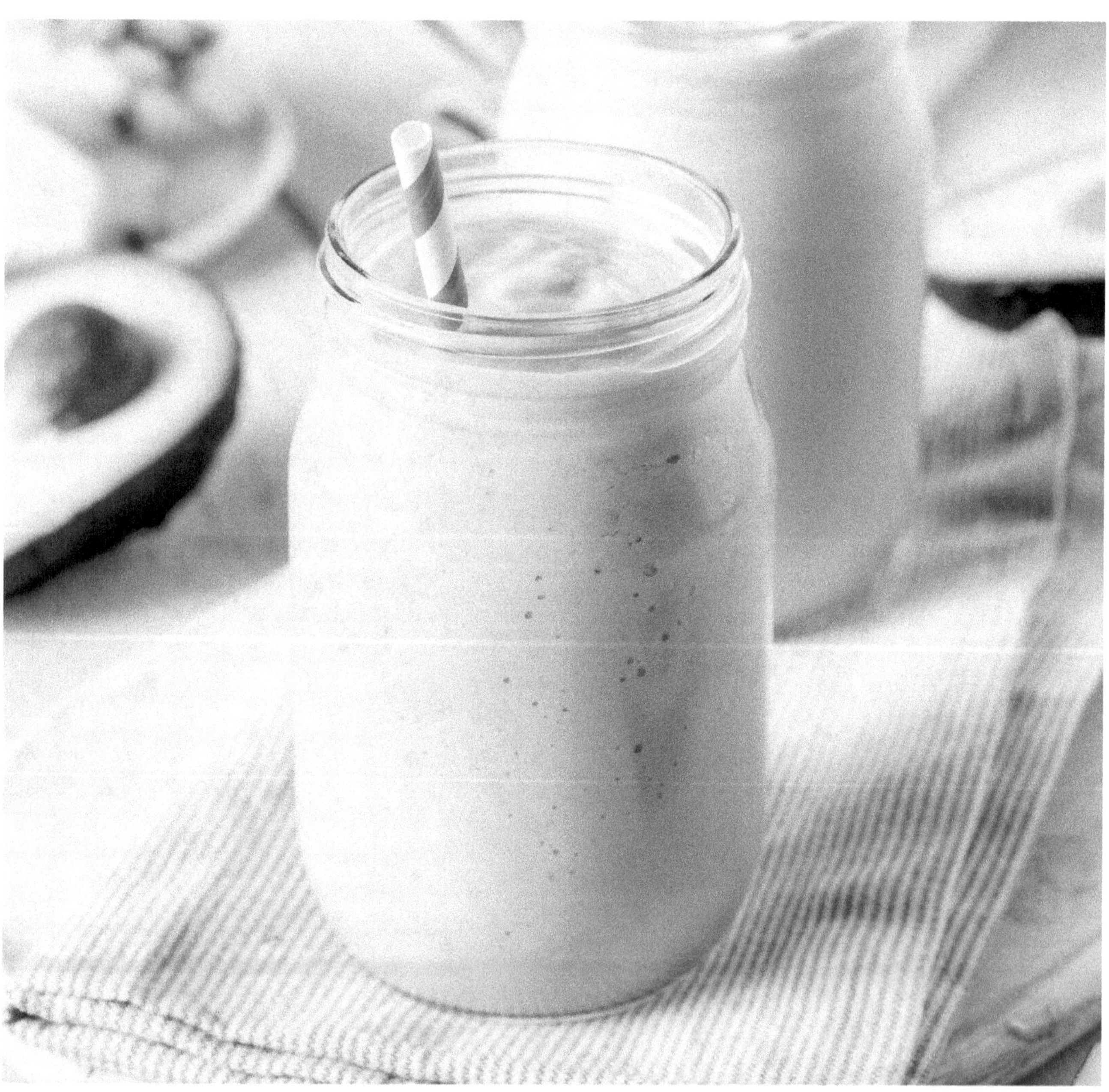

A dieta cetogênica é um plano alimentar que tem ganhado cada vez mais popularidade devido aos seus potenciais benefícios para a saúde e perda de peso. Essa abordagem nutricional é caracterizada por um consumo reduzido de carboidratos, moderado de proteínas e alto teor de gorduras saudáveis. A principal ideia por trás da dieta cetogênica é fazer com que o corpo entre em um estado metabólico chamado cetose, no qual utiliza as gorduras como fonte primária de energia em vez dos carboidratos.

Um dos benefícios mais notáveis da dieta cetogênica é a perda de peso eficaz. Ao reduzir drasticamente a ingestão de carboidratos, o corpo passa a queimar gordura como fonte de energia, resultando em uma queima de gordura mais eficiente. Além disso, a dieta cetogênica pode ajudar a reduzir o apetite e controlar a fome, contribuindo para uma ingestão calórica reduzida.

Outro benefício importante da dieta cetogênica é o potencial de melhorar a saúde metabólica. Estudos têm mostrado que a dieta cetogênica pode ajudar a estabilizar os níveis de açúcar no sangue, reduzir a resistência à insulina e melhorar a sensibilidade à insulina. Isso pode ser especialmente benéfico para pessoas com diabetes tipo 2 ou pré-diabetes.

Além disso, a dieta cetogênica tem sido associada a uma série de benefícios para a saúde do cérebro. A cetose induzida pela dieta pode aumentar a produção de corpos cetônicos, que são uma fonte de energia alternativa para o cérebro. Isso pode melhorar a clareza mental, a concentração e até mesmo ajudar a reduzir o risco de doenças neurodegenerativas, como o Alzheimer.

Outros benefícios potenciais da dieta cetogênica incluem a redução dos triglicerídeos, aumento dos níveis de colesterol bom (HDL), melhora dos marcadores de inflamação e redução da pressão arterial.

No entanto, é importante destacar que a dieta cetogênica não é adequada para todos e deve ser seguida com supervisão adequada, especialmente em casos de condições médicas preexistentes. Antes de iniciar qualquer dieta, é sempre recomendado consultar um profissional de saúde qualificado.

Em resumo, a dieta cetogênica pode oferecer benefícios significativos para a perda de peso, saúde metabólica e saúde cerebral. No entanto, é fundamental adotar uma abordagem equilibrada e individualizada, considerando as necessidades e condições de cada pessoa.

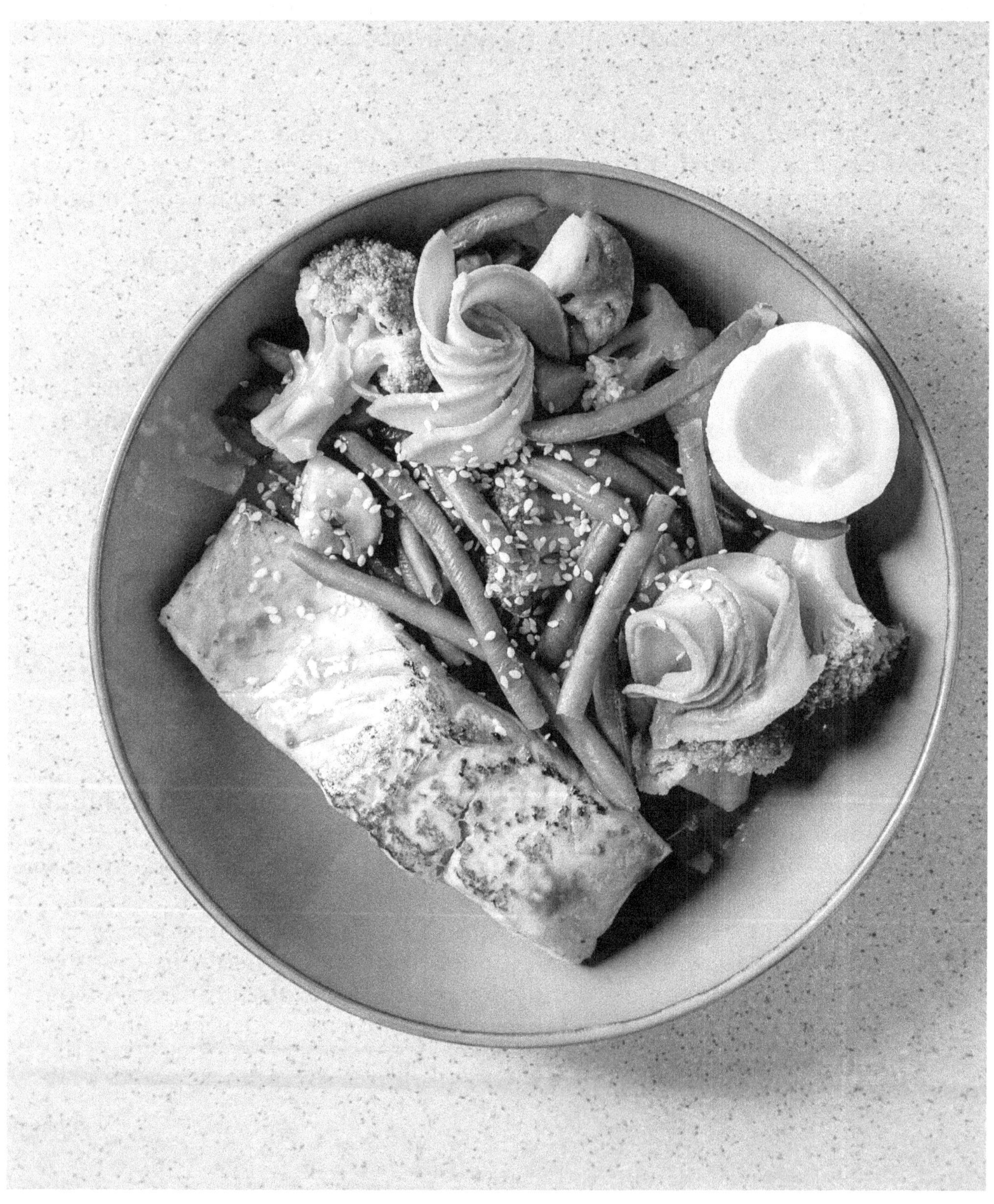

3. Panquecas de coco:
  - Ingredientes:
    - 4 ovos
    - 1/2 xícara de farinha de coco
    - 1/4 xícara de leite de coco
    - 1 colher de chá de fermento em pó
    - Adoçante low carb a gosto (opcional)
  - Modo de preparo:
    1. Em uma tigela, misture todos os ingredientes até obter uma massa homogênea.
    2. Aqueça uma frigideira antiaderente em fogo médio.
    3. Despeje pequenas porções da massa na frigideira, formando as panquecas.
    4. Cozinhe por cerca de 2 minutos de cada lado, até dourar.
    5. Sirva com toppings de sua escolha, como frutas vermelhas ou creme de coco.

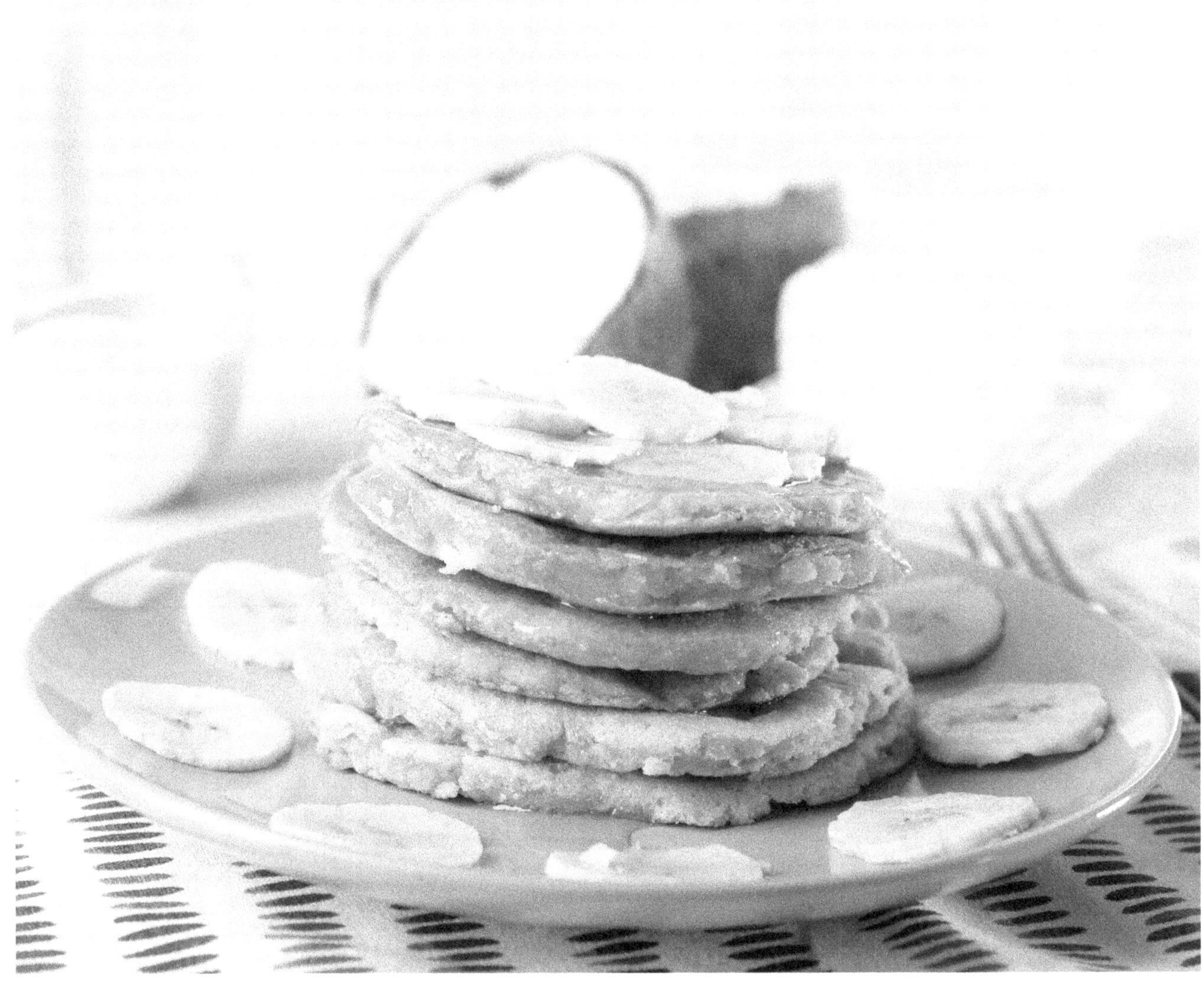

4. Chia pudding com frutas:
  - Ingredientes:
    - 2 colheres de sopa de sementes de chia
    - 1/2 xícara de leite de amêndoas
    - 1 colher de chá de extrato de baunilha
    - Adoçante low carb a gosto (opcional)
    - Frutas frescas picadas (morangos, mirtilos, framboesas, etc.)
  - Modo de preparo:
    1. Em um pote, misture as sementes de chia, o leite de amêndoas, a baunilha e adoçante (se desejar).
    2. Deixe a mistura descansar na geladeira por pelo menos 2 horas ou durante a noite.
    3. Quando estiver pronta, coloque as frutas picadas por cima.
    4. Sirva gelada.

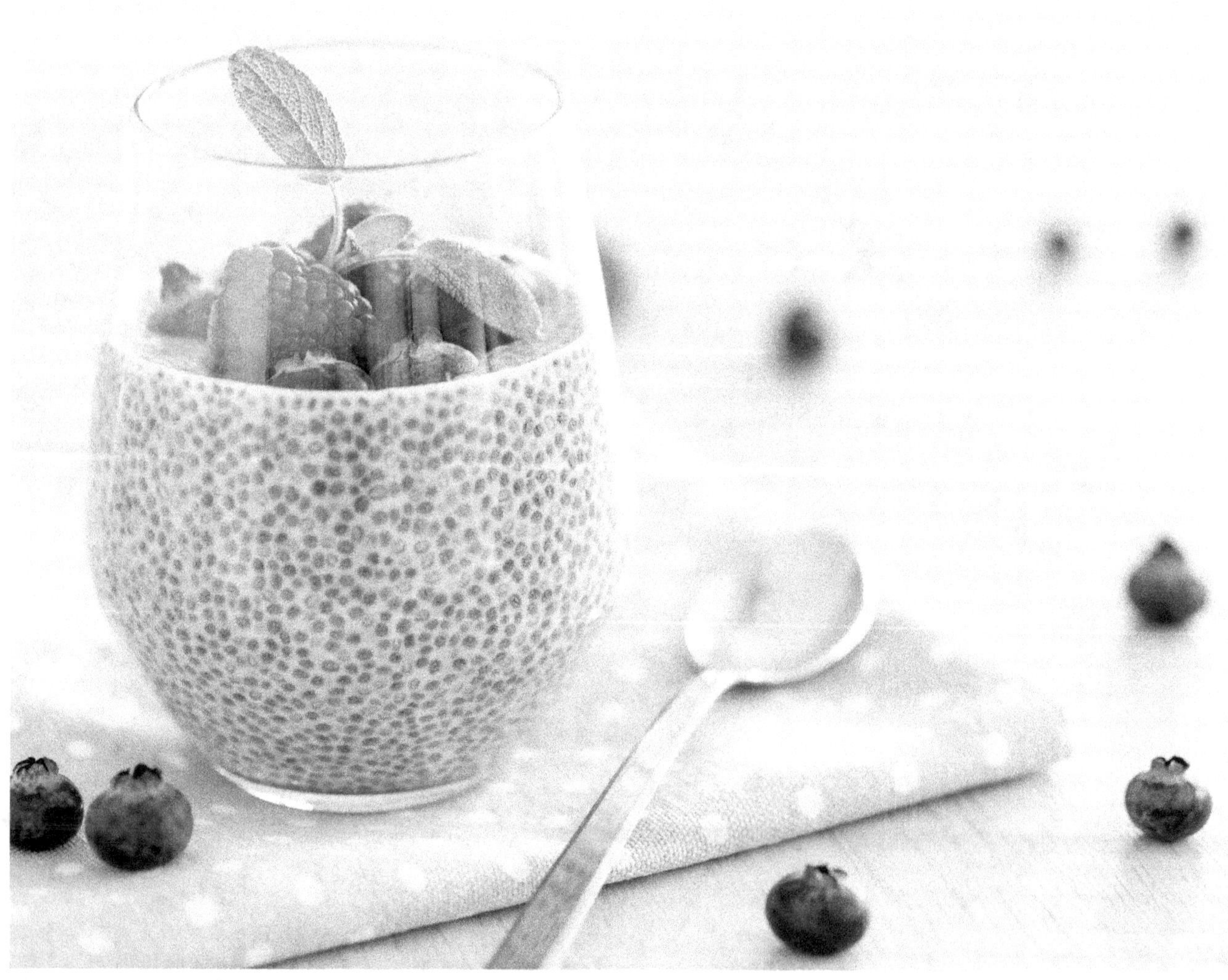

5. Muffins de ovo com vegetais:
   - Ingredientes:
     - 6 ovos
     - 1/2 xícara de espinafre picado
     - 1/4 de pimentão vermelho picado
     - 1/4 de cebola picada
     - Sal e pimenta a gosto
   - Modo de preparo:
     1. Pré-aqueça o forno a 180°C.
     2. Em uma tigela, bata os ovos.
     3. Adicione o espinafre, o pimentão, a cebola, o sal e a pimenta.
Misture bem.
     4. Despeje a mistura em formas de muffin untadas ou forminhas de
silicone.
     5. Asse por cerca de 15-20 minutos, ou até que estejam firmes e
dourados.
     6. Deixe esfriar um pouco antes de desenformar.
     7. Sirva quente ou frio.

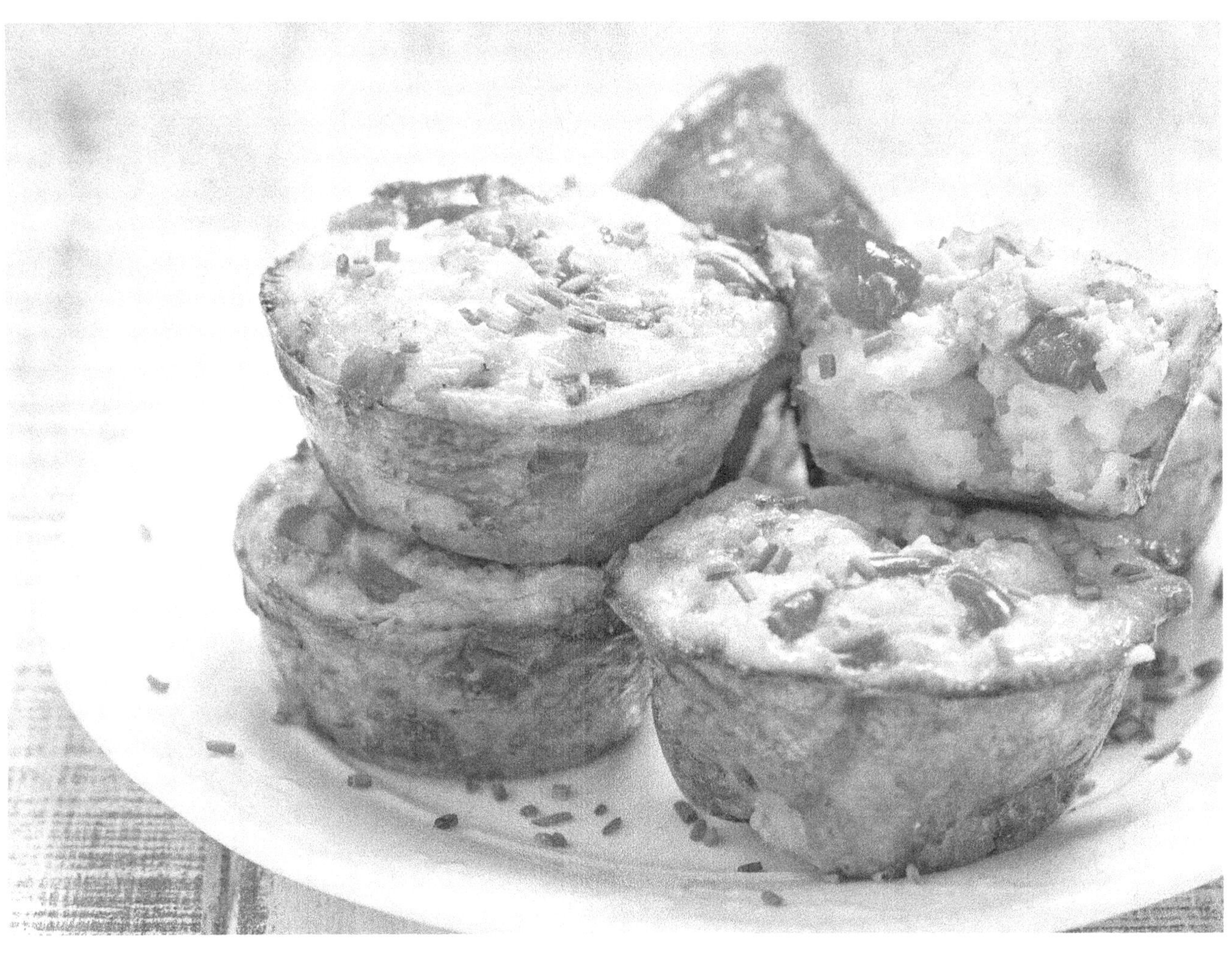

6. Iogurte grego com nozes e sementes:
  - Ingredientes:
    - 1 xícara de iogurte grego integral
    - 1 colher de sopa de nozes picadas
    - 1 colher de sopa de sementes de linhaça
    - 1 colher de sopa de sementes de abóbora
    - Adoçante low carb a gosto (opcional)
  - Modo de preparo:
    1. Em uma tigela, coloque o iogurte grego.
    2. Adicione as nozes, as sementes de linhaça e as sementes de abóbora.
    3. Se desejar, adoce com adoçante.
    4. Misture bem e sirva.

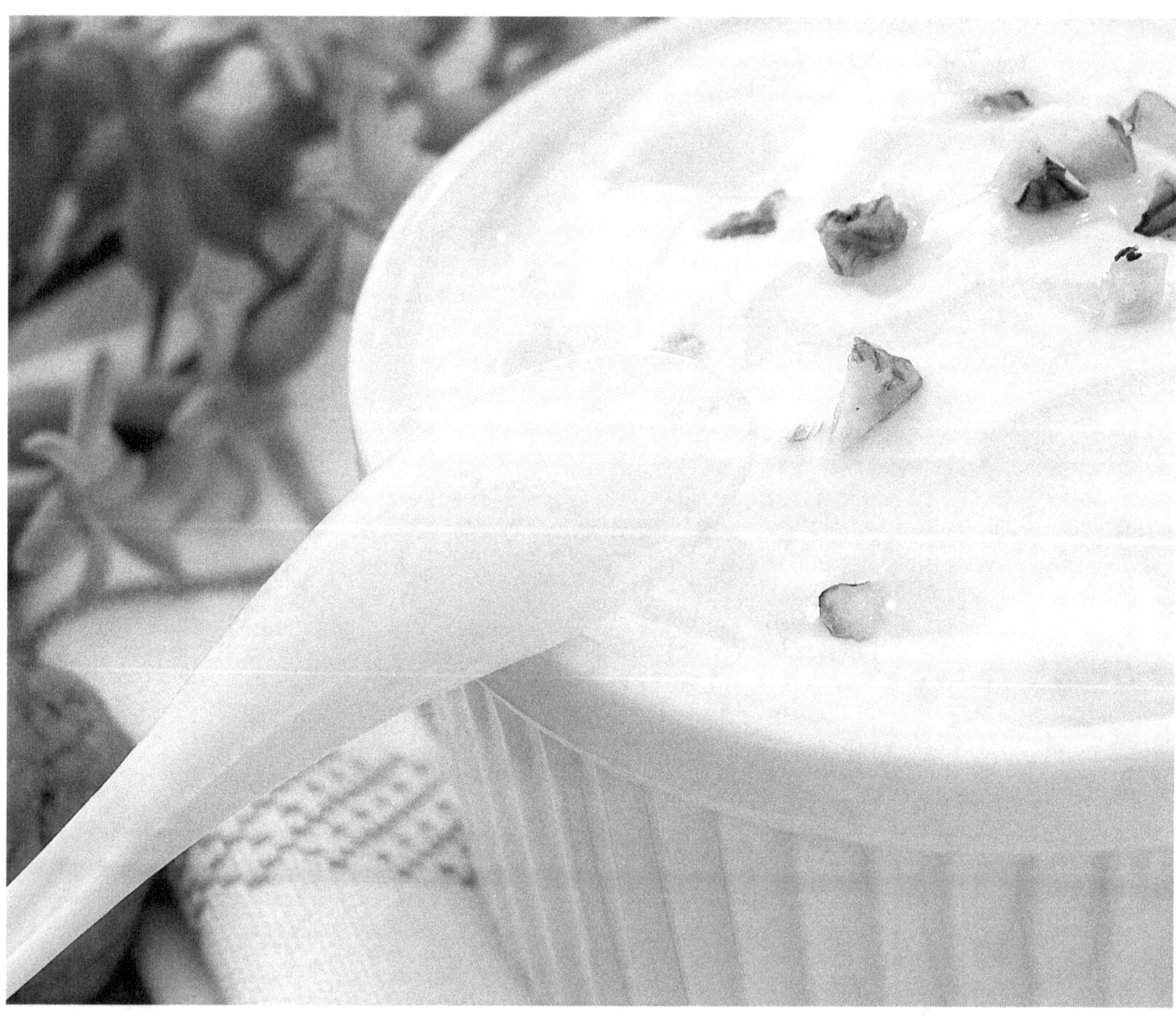

7. Pão cetogênico de amêndoas:
  - Ingredientes:
    - 1 1/2 xícara de farinha de amêndoas
    - 4 ovos
    - 1/4 de xícara de azeite de oliva
    - 1 colher de sopa de fermento em pó
    - Sal a gosto
  - Modo de preparo:
    1. Pré-aqueça o forno a 180°C.
    2. Em uma tigela, misture a farinha de amêndoas, os ovos, o azeite de oliva, o fermento em pó e o sal.
    3. Mexa até obter uma massa homogênea.
    4. Despeje a massa em uma forma de pão untada.
    5. Asse por cerca de 30-40 minutos, ou até que fique dourado e firme.
    6. Deixe esfriar antes de cortar em fatias.
    7. Sirva com manteiga ou outros toppings de sua preferência.

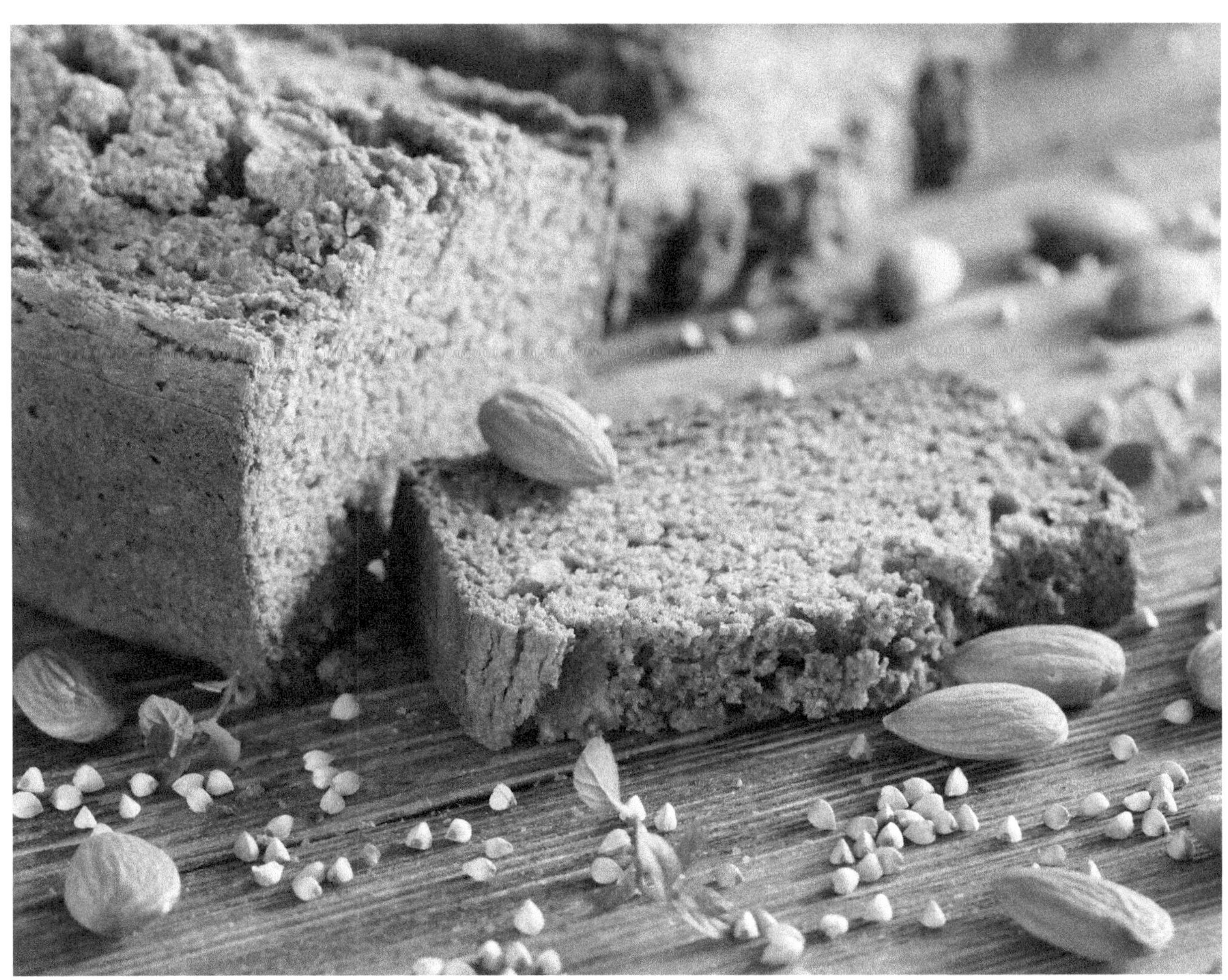

8. Ovos mexidos com bacon:
   - Ingredientes:
     - 3 ovos
     - 2 fatias de bacon picadas
     - Sal e pimenta a gosto
     - Cebolinha picada para decorar (opcional)
   - Modo de preparo:
     1. Em uma frigideira antiaderente, frite o bacon até ficar crocante.
     2. Retire o bacon da frigideira e reserve.
     3. Em uma tigela, bata os ovos com sal e pimenta.
     4. Na mesma frigideira, adicione os ovos batidos e cozinhe, mexendo constantemente, até ficarem cremosos.
     5. Adicione o bacon frito de volta à frigideira e misture.
     6. Decore com cebolinha picada, se desejar.
     7. Sirva quente.

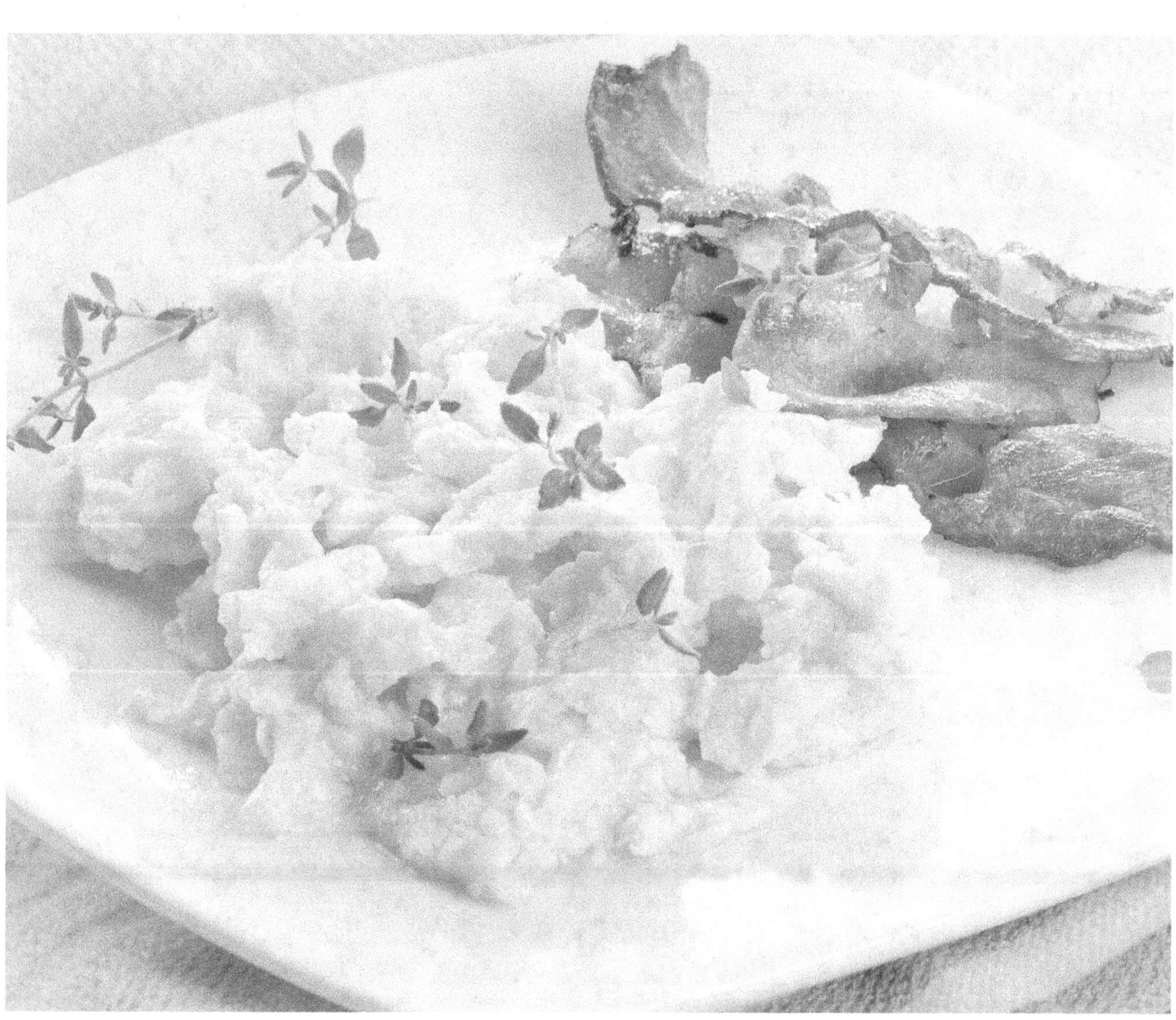

9. Chaffles de queijo:
  - Ingredientes:
    - 1/2 xícara de queijo ralado (cheddar, mussarela, etc.)
    - 1 ovo
    - Temperos a gosto (alho em pó, cebola em pó, orégano, etc.)
  - Modo de preparo:
    1. Pré-aqueça uma máquina de waffle ou uma chapa de sanduíche.
    2. Em uma tigela, misture o queijo ralado, o ovo e os temperos até ficar bem combinado.
    3. Despeje metade da massa na máquina de waffle ou chapa de sanduíche.
    4. Feche e cozinhe por cerca de 3-5 minutos, ou até que fiquem dourados e crocantes.
    5. Repita o processo com o restante da massa.
    6. Sirva os chaffles quentes, acompanhados de manteiga ou recheios de sua preferência.

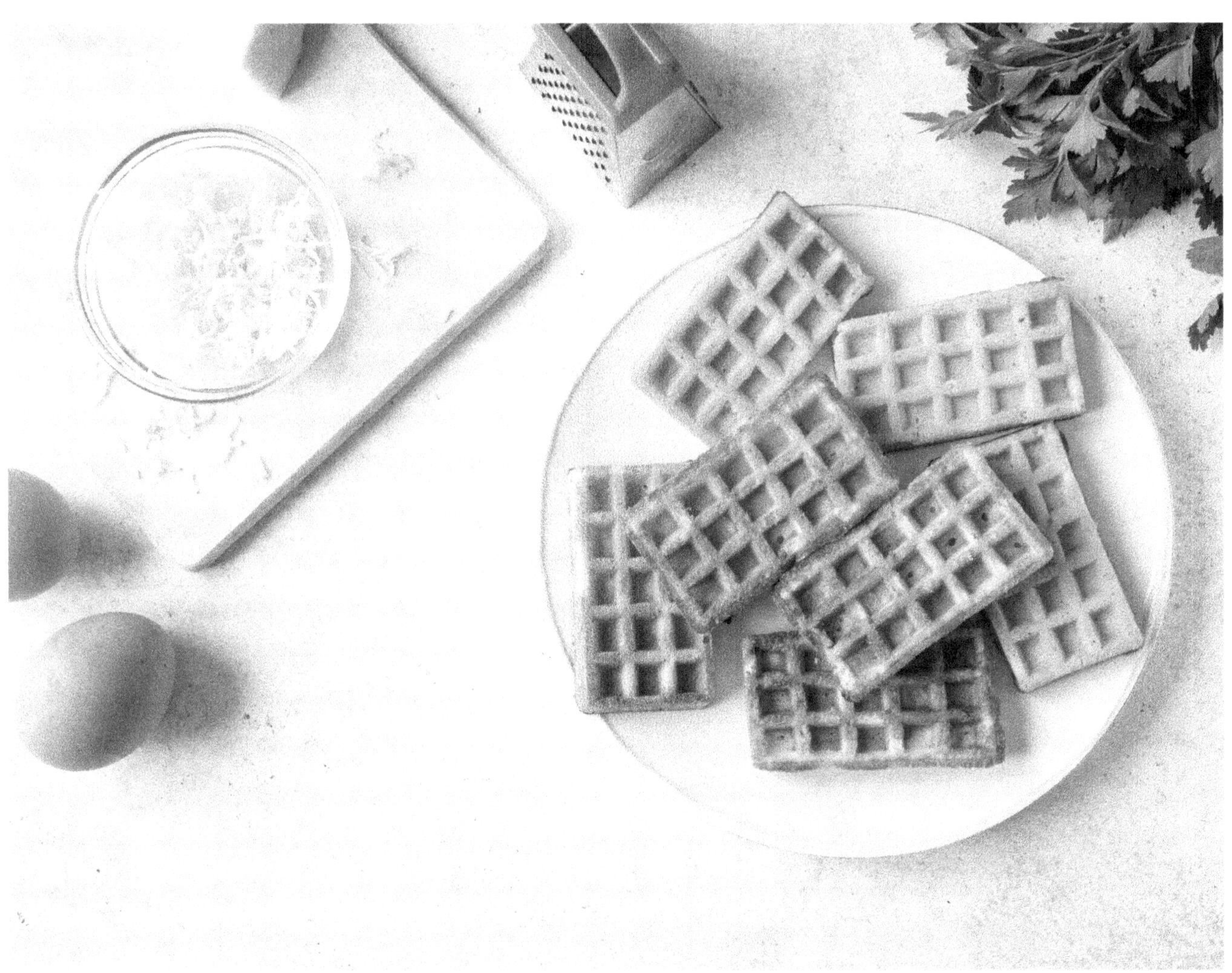

10. Shake de proteína com amêndoas:
  - Ingredientes:
    - 1 xícara de leite de amêndoas sem açúcar
    - 1 colher de sopa de manteiga de amêndoas
    - 1 colher de sopa de proteína em pó sabor baunilha ou chocolate
    - Adoçante low carb a gosto (opcional)
    - Gelo a gosto
  - Modo de preparo:
    1. Coloque todos os ingredientes no liquidificador.
    2. Bata até obter uma consistência cremosa.
    3. Se desejar, adicione adoçante para deixar mais doce.
    4. Acrescente gelo e bata novamente.
    5. Sirva em um copo alto.

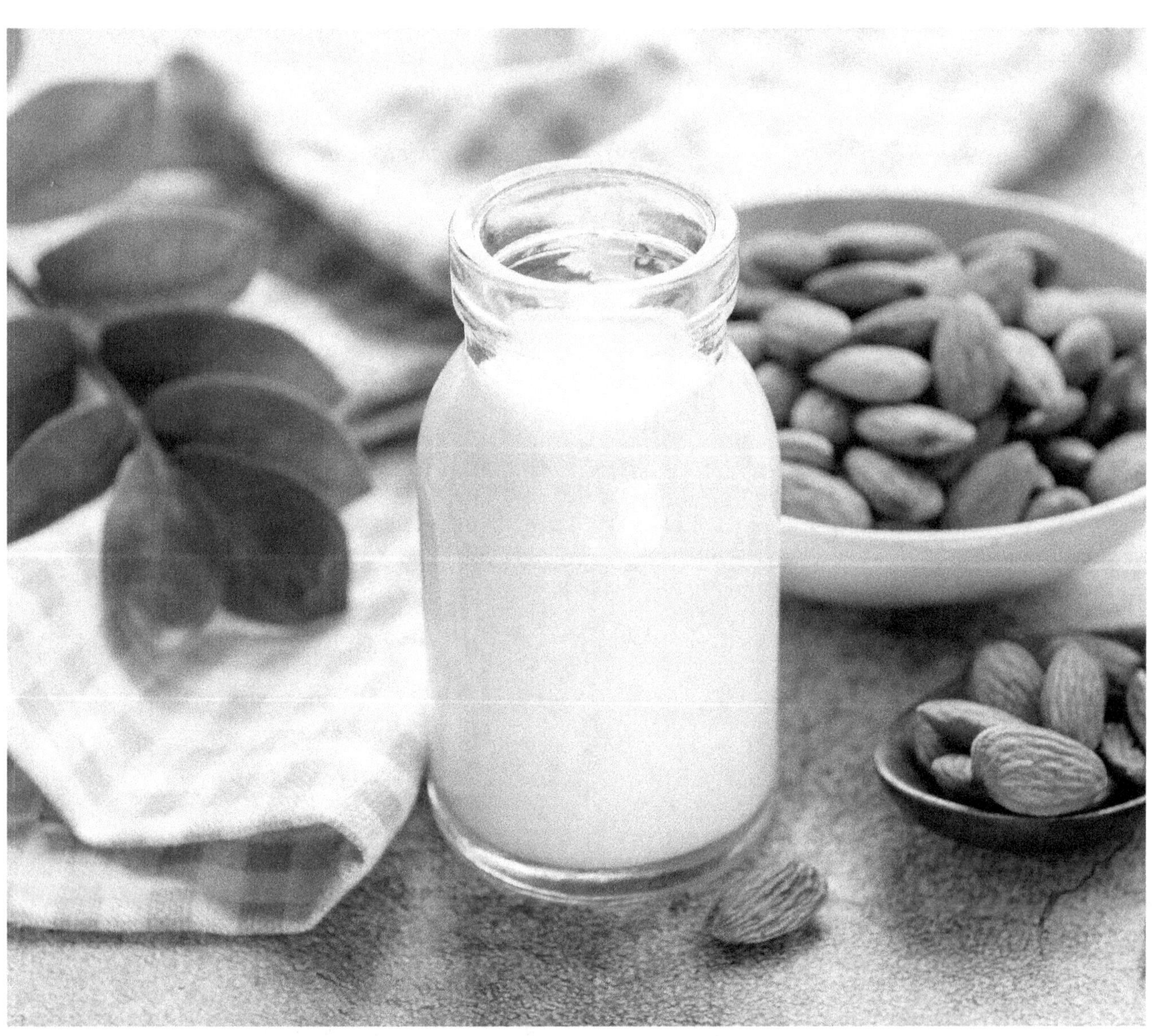

Receitas Cetogênicas para o Almoço:

1. Frango grelhado com legumes assados:
   - Ingredientes:
     - 2 peitos de frango
     - 1 abobrinha cortada em rodelas
     - 1 berinjela cortada em rodelas
     - 1 pimentão vermelho cortado em tiras
     - Azeite de oliva
     - Sal e pimenta a gosto
   - Modo de preparo:
     1. Tempere os peitos de frango com sal, pimenta e um fio de azeite.
     2. Grelhe o frango em uma frigideira ou churrasqueira até ficar cozido.
     3. Em uma assadeira, disponha as rodelas de abobrinha, berinjela e as tiras de pimentão.
     4. Regue com azeite de oliva e tempere com sal e pimenta.
     5. Asse no forno preaquecido a 180°C por cerca de 20-25 minutos, ou até os legumes ficarem macios.
     6. Sirva o frango grelhado com os legumes assados.

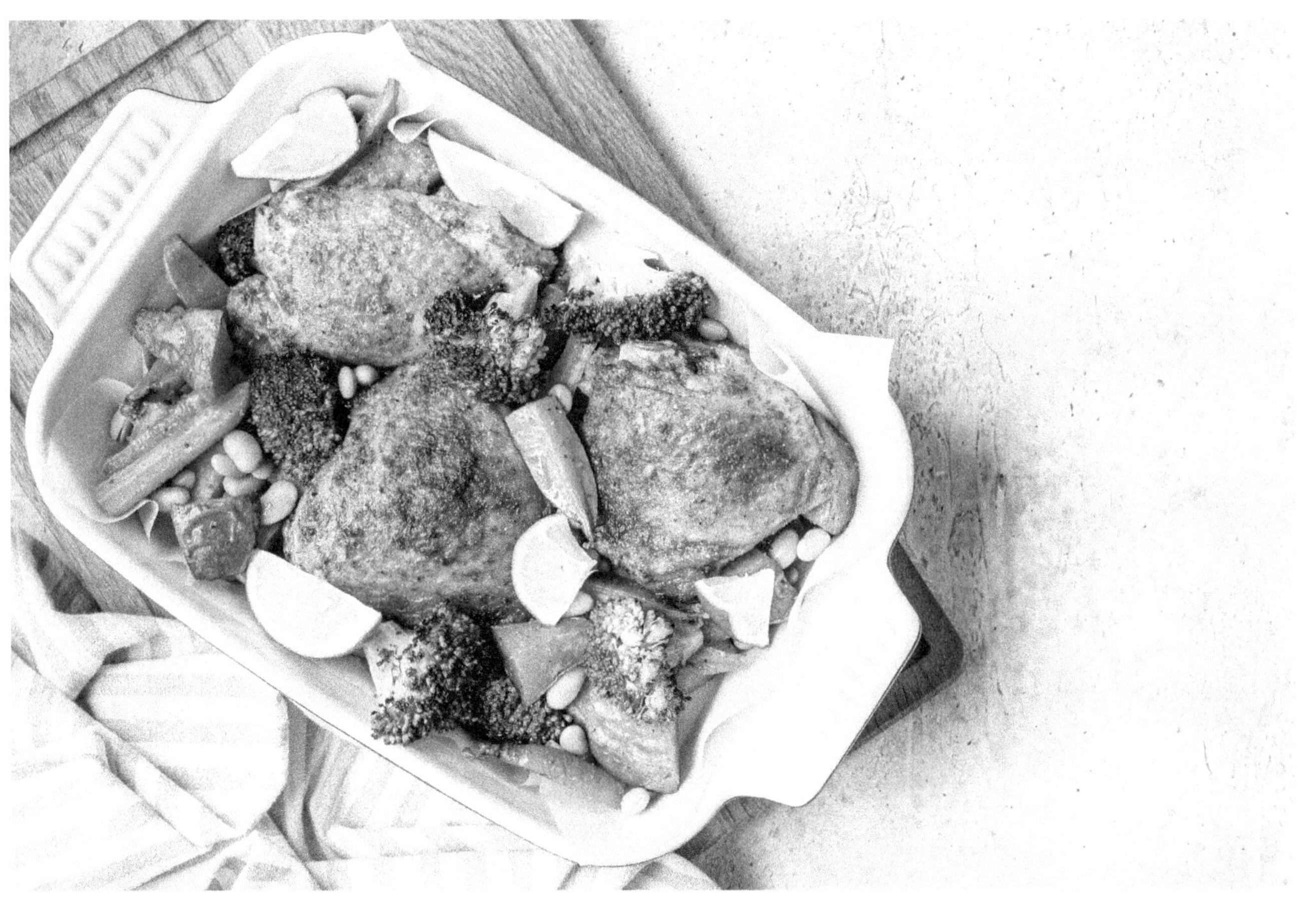

2. Salada de salmão com abacate:
  - Ingredientes:
    - 200g de salmão fresco
    - Mix de folhas verdes (rúcula, alface, agrião, etc.)
    - 1 abacate cortado em cubos
    - Tomate cereja cortado ao meio
    - Azeite de oliva
    - Suco de limão
    - Sal e pimenta a gosto
  - Modo de preparo:
    1. Tempere o salmão com sal, pimenta e suco de limão.
    2. Grelhe o salmão em uma frigideira ou churrasqueira até ficar cozido.
    3. Em uma tigela, misture as folhas verdes, o abacate e o tomate cereja.
    4. Regue com azeite de oliva e tempere com sal e pimenta.
    5. Adicione o salmão grelhado por cima.
    6. Sirva como uma opção leve e refrescante.

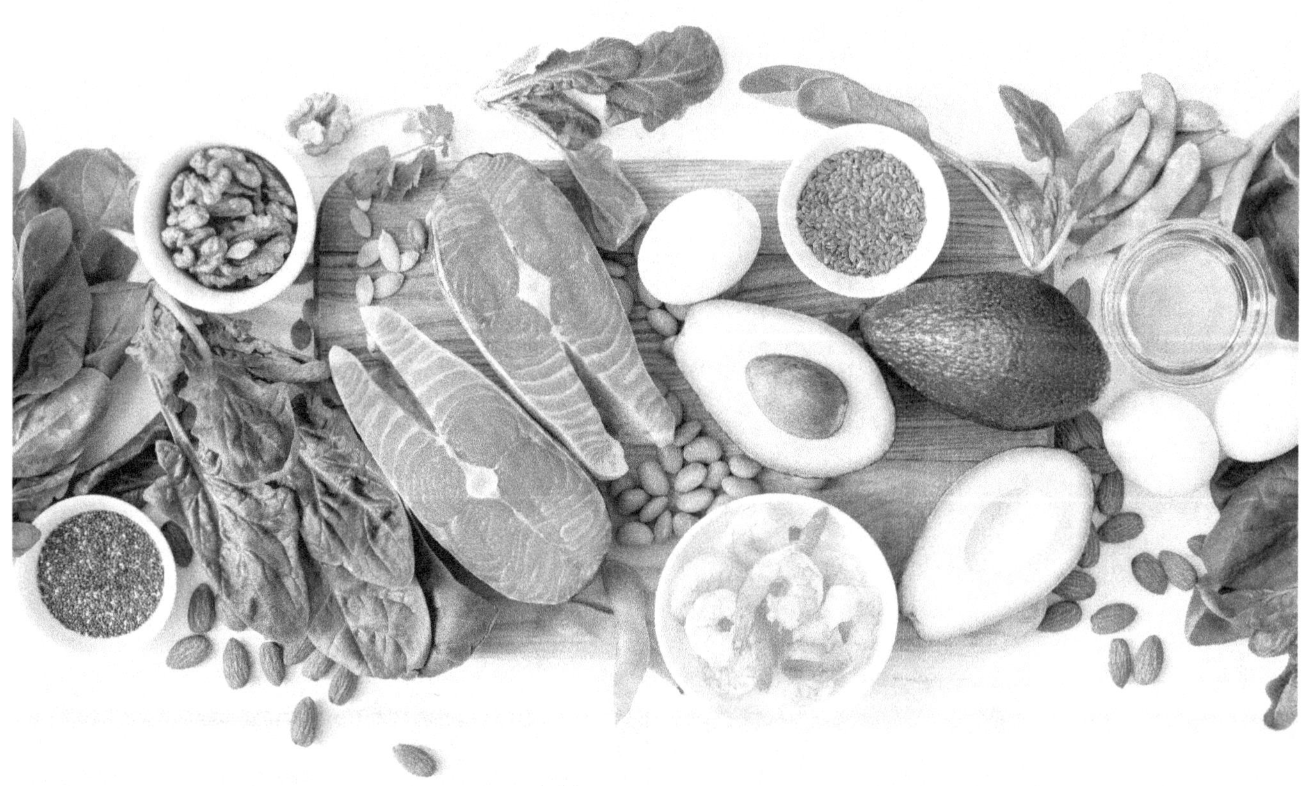

3. Bife de contrafilé com couve-flor gratinada:
   - Ingredientes:
     - 2 bifes de contrafilé
     - 1 cabeça de couve-flor
     - 1/2 xícara de queijo parmesão ralado
     - 1/2 xícara de creme de leite
     - 2 colheres de sopa de manteiga
     - Sal e pimenta a gosto
   - Modo de preparo:
     1. Tempere os bifes com sal e pimenta.
     2. Grelhe os bifes em uma frigideira ou churrasqueira até o ponto desejado.
     3. Cozinhe a couve-flor em água fervente até ficar macia.
     4. Em um recipiente, amasse a couve-flor cozida com um garfo.
     5. Adicione o queijo parmesão, o creme de leite, a manteiga, o sal e a pimenta. Misture bem.
     6. Transfira a mistura para um refratário e leve ao forno preaquecido a 180°C por cerca de 15-20 minutos, até gratinar.
     7. Sirva o bife de contrafilé acompanhado da couve-flor gratinada.

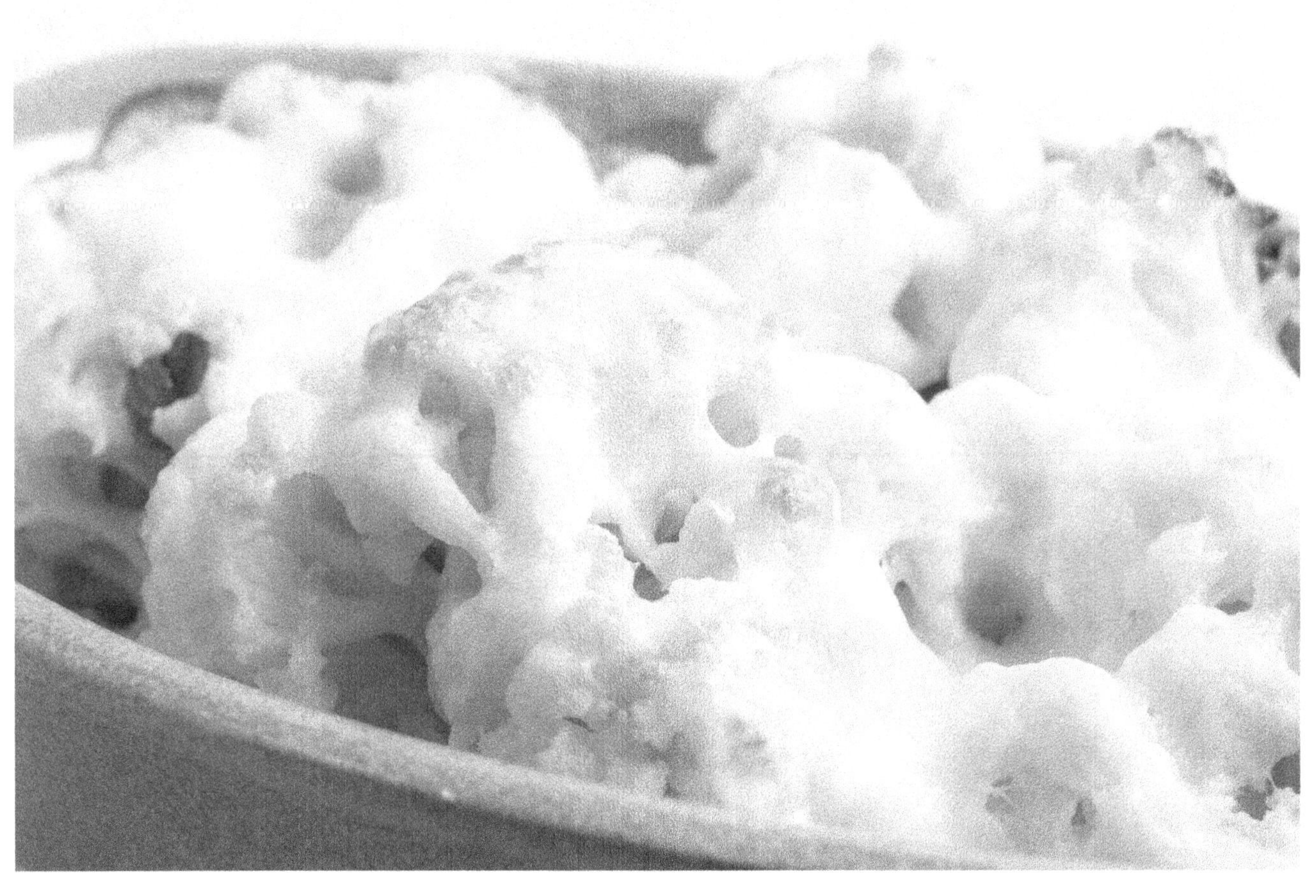

4. Salmão assado com brócolis ao alho:
   - Ingredientes:
     - 2 filés de salmão
     - 2 xícaras de brócolis em floretes
     - 2 dentes de alho picados
     - Azeite de oliva
     - Sal e pimenta a gosto
   - Modo de preparo:
   1. Tempere os filés de salmão com sal, pimenta e um fio de azeite.
   2. Em uma assadeira, disponha os filés de salmão e os floretes de brócolis.
   3. Regue com azeite de oliva e espalhe o alho picado sobre o salmão e o brócolis.
   4. Asse no forno preaquecido a 180°C por cerca de 15-20 minutos, ou até o salmão ficar cozido e o brócolis ficar macio.
   5. Sirva o salmão assado com o brócolis ao alho.

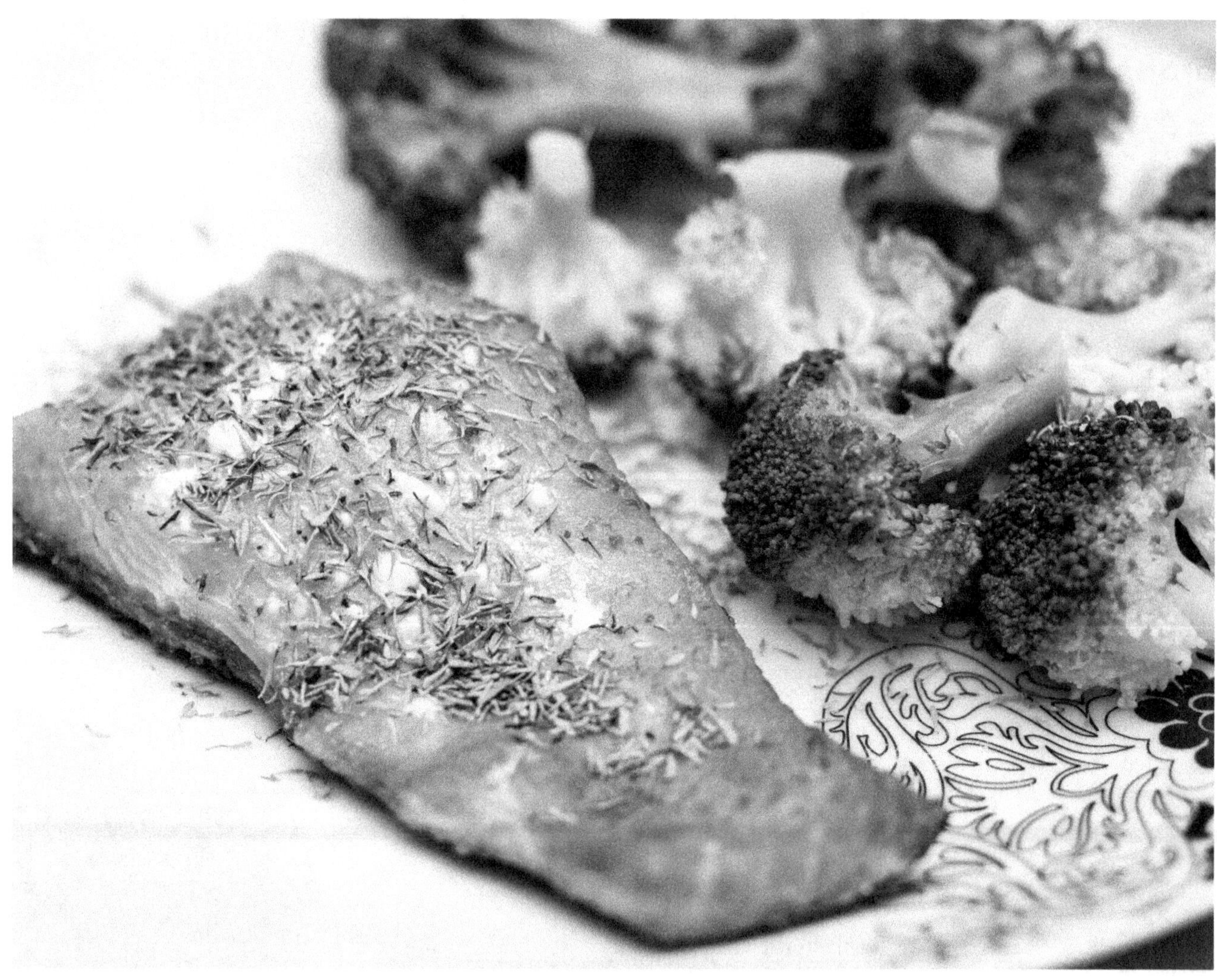

5. Omelete recheada com cogumelos:
   - Ingredientes:
     - 3 ovos
     - 1 xícara de cogumelos picados (shitake, champignon, etc.)
     - 1/4 de cebola picada
     - 1 colher de sopa de manteiga
     - Sal e pimenta a gosto
   - Modo de preparo:
     1. Em uma frigideira, derreta a manteiga em fogo médio.
     2. Adicione a cebola picada e os cogumelos, e refogue até que
fiquem macios.
     3. Em uma tigela, bata os ovos com sal e pimenta.
     4. Despeje os ovos batidos sobre os cogumelos na frigideira.
     5. Cozinhe em fogo baixo até que a parte de baixo esteja firme.
     6. Vire a omelete e cozinhe do outro lado até ficar cozida.
     7. Dobre ao meio e sirva quente.

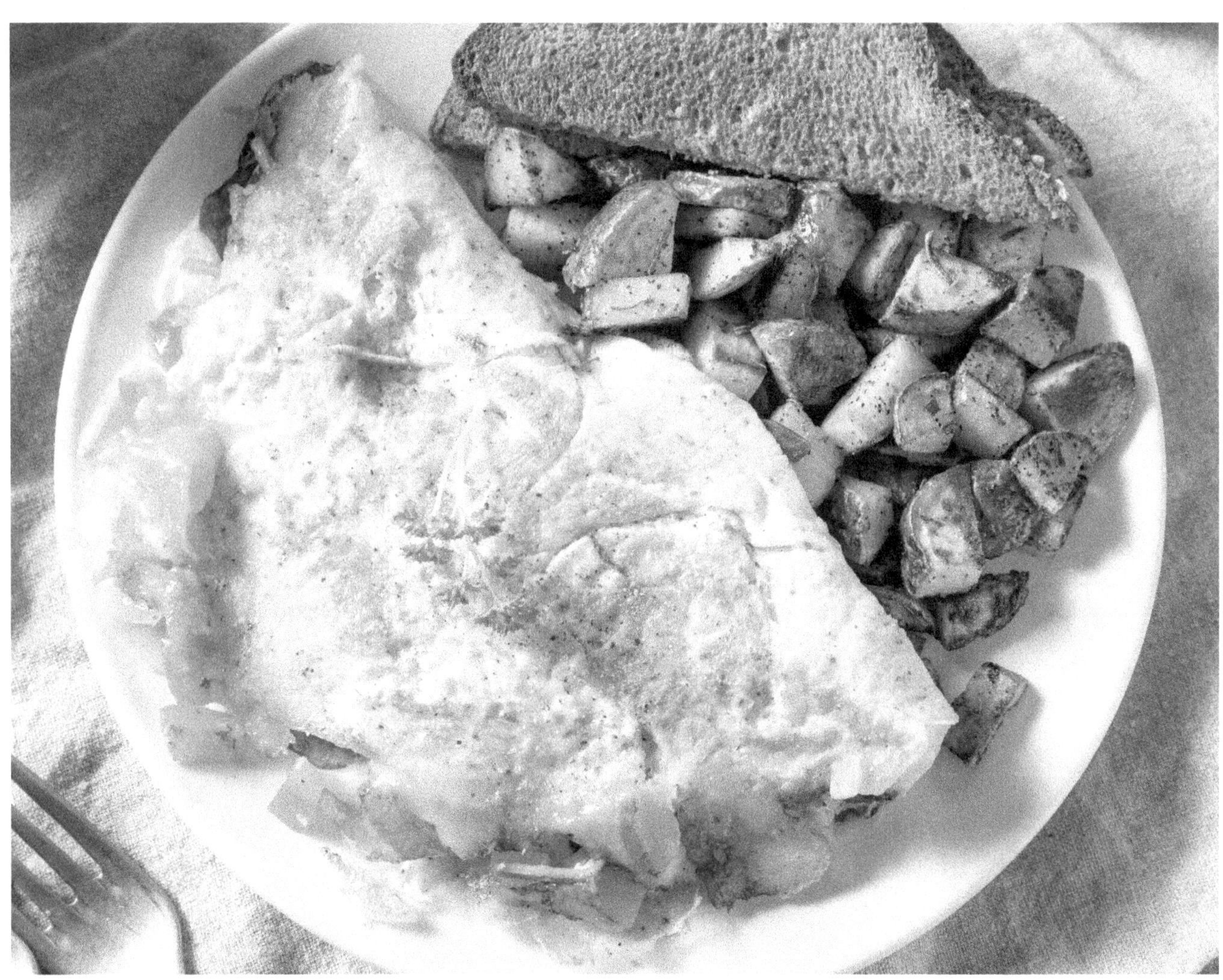

6. Espaguete de abobrinha com molho de carne:
  - Ingredientes:
    - 2 abobrinhas
    - 200g de carne moída
    - 1 xícara de molho de tomate
    - 1 dente de alho picado
    - 1 colher de sopa de azeite de oliva
    - Sal, pimenta e temperos a gosto
  - Modo de preparo:
    1. Lave bem as abobrinhas e corte-as em formato de espaguete utilizando um espiralizador ou ralador.
    2. Aqueça o azeite em uma panela e adicione o alho picado.
    3. Acrescente a carne moída e cozinhe até ficar dourada.
    4. Adicione o molho de tomate, o sal, a pimenta e os temperos de sua preferência.
    5. Cozinhe por alguns minutos até que o molho esteja bem incorporado.
    6. Em outra panela, refogue o espaguete de abobrinha em um pouco de azeite por cerca de 2-3 minutos.
    7. Sirva o espaguete de abobrinha com o molho de carne por cima.

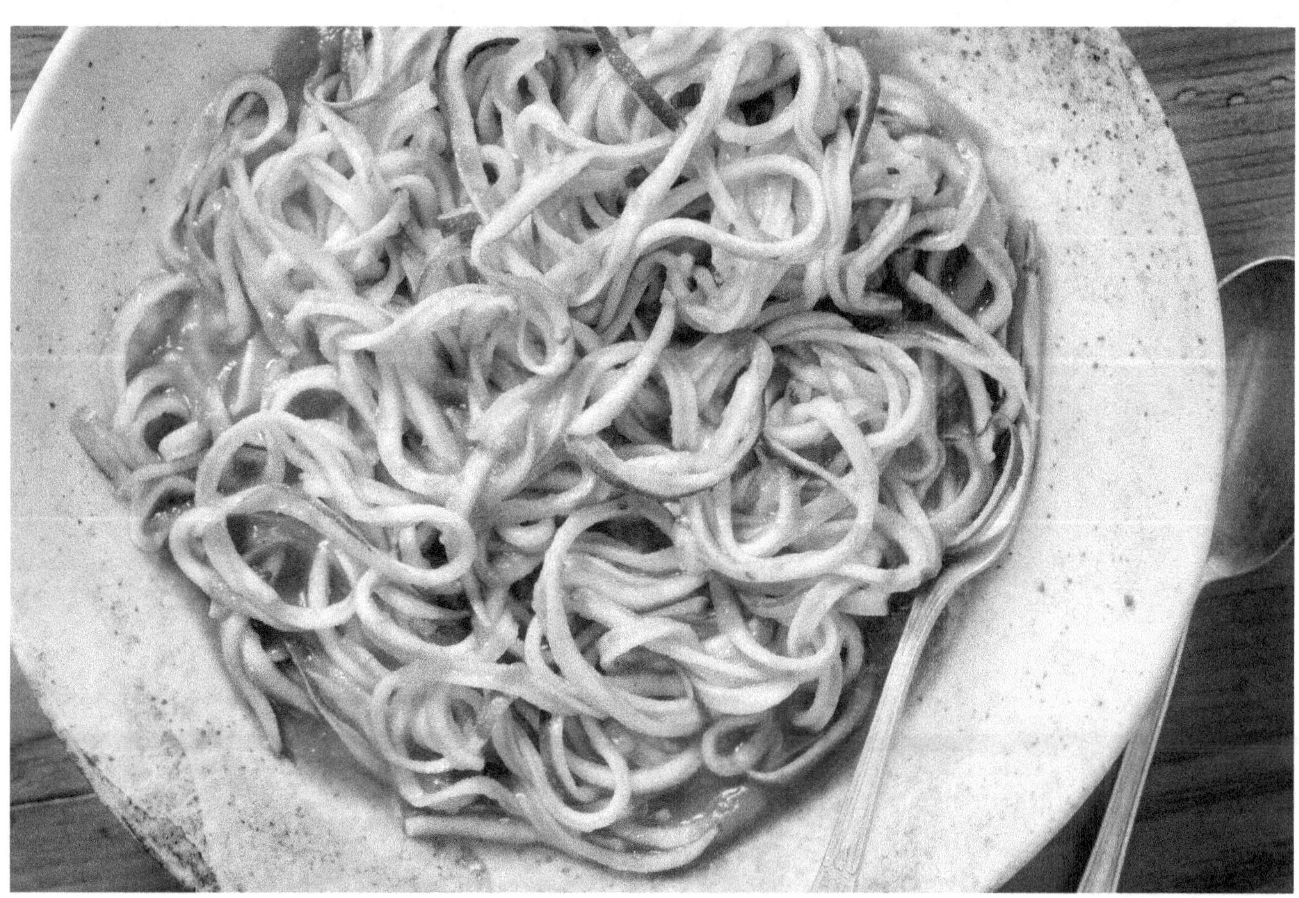

7. Salada de frango com abacate e rúcula:
   - Ingredientes:
      - 2 peitos de frango cozidos e desfiados
      - 2 abacates cortados em cubos
      - 2 xícaras de rúcula
      - Suco de 1 limão
      - Azeite de oliva
      - Sal e pimenta a gosto
   - Modo de preparo:
   1. Em uma tigela, misture o frango desfiado, o abacate e a rúcula.
   2. Tempere com suco de limão, azeite de oliva, sal e pimenta.
   3. Misture bem todos os ingredientes.
   4. Sirva a salada fria como uma opção leve e nutritiva.

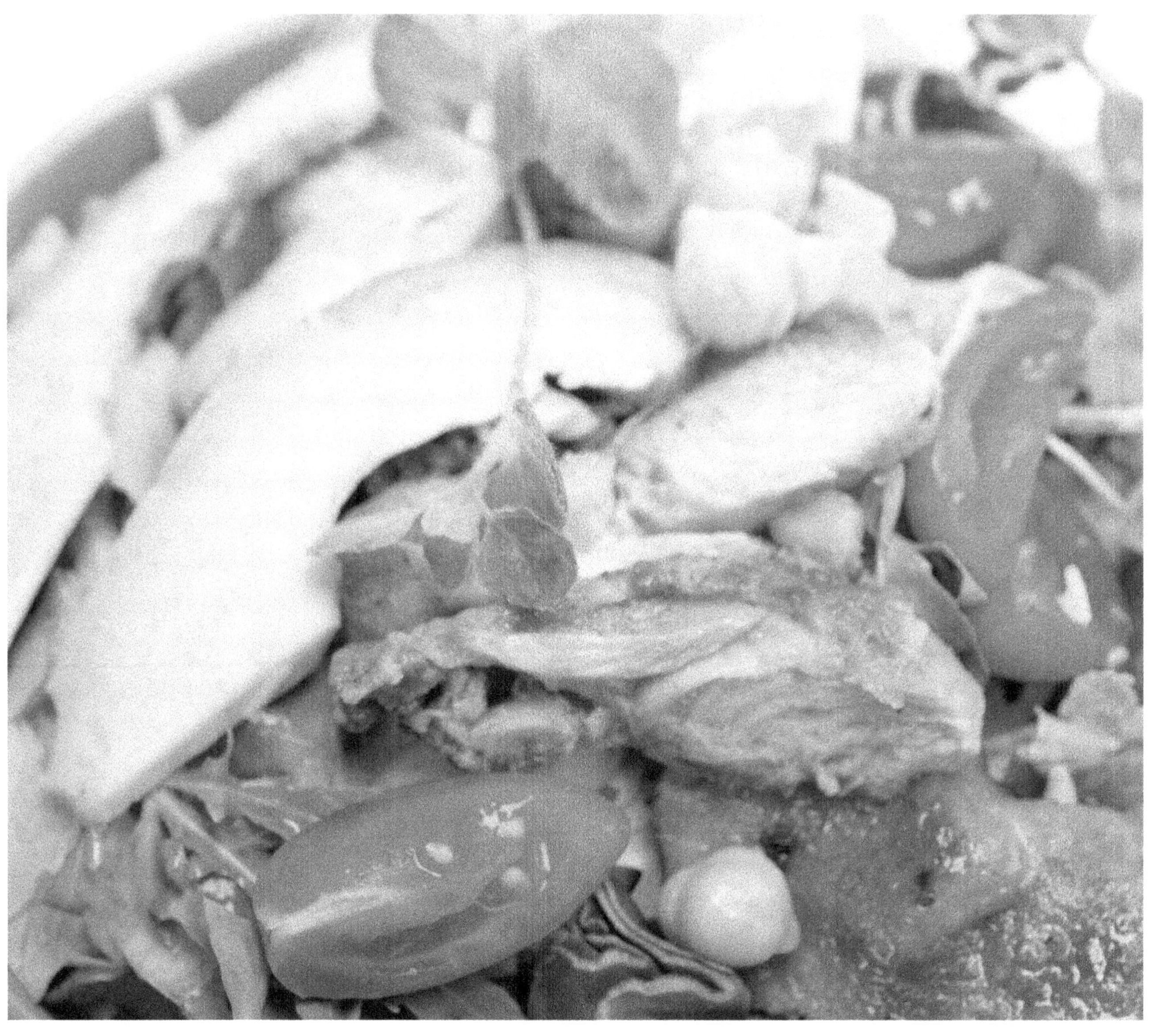

8. Sopa de legumes com carne:
  - Ingredientes:
  - 200g de carne cortada em cubos (pode ser músculo, coxão mole, etc.)
    - 1 abobrinha cortada em cubos
    - 1 cenoura cortada em cubos
    - 1 cebola picada
    - 2 dentes de alho picados
    - 1 litro de caldo de carne caseiro ou caldo de legumes
    - Azeite de oliva
    - Sal e temperos a gosto
  - Modo de preparo:
    1. Em uma panela grande, aqueça um fio de azeite e doure a carne.
    2. Adicione a cebola e o alho, e refogue até ficarem macios.
    3. Acrescente a abobrinha, a cenoura e o caldo de carne.
    4. Tempere com sal e temperos a gosto.
    5. Cozinhe em fogo médio por cerca de 20-30 minutos, ou até que os legumes estejam macios e a carne esteja cozida.
    6. Sirva a sopa quente como uma opção reconfortante.

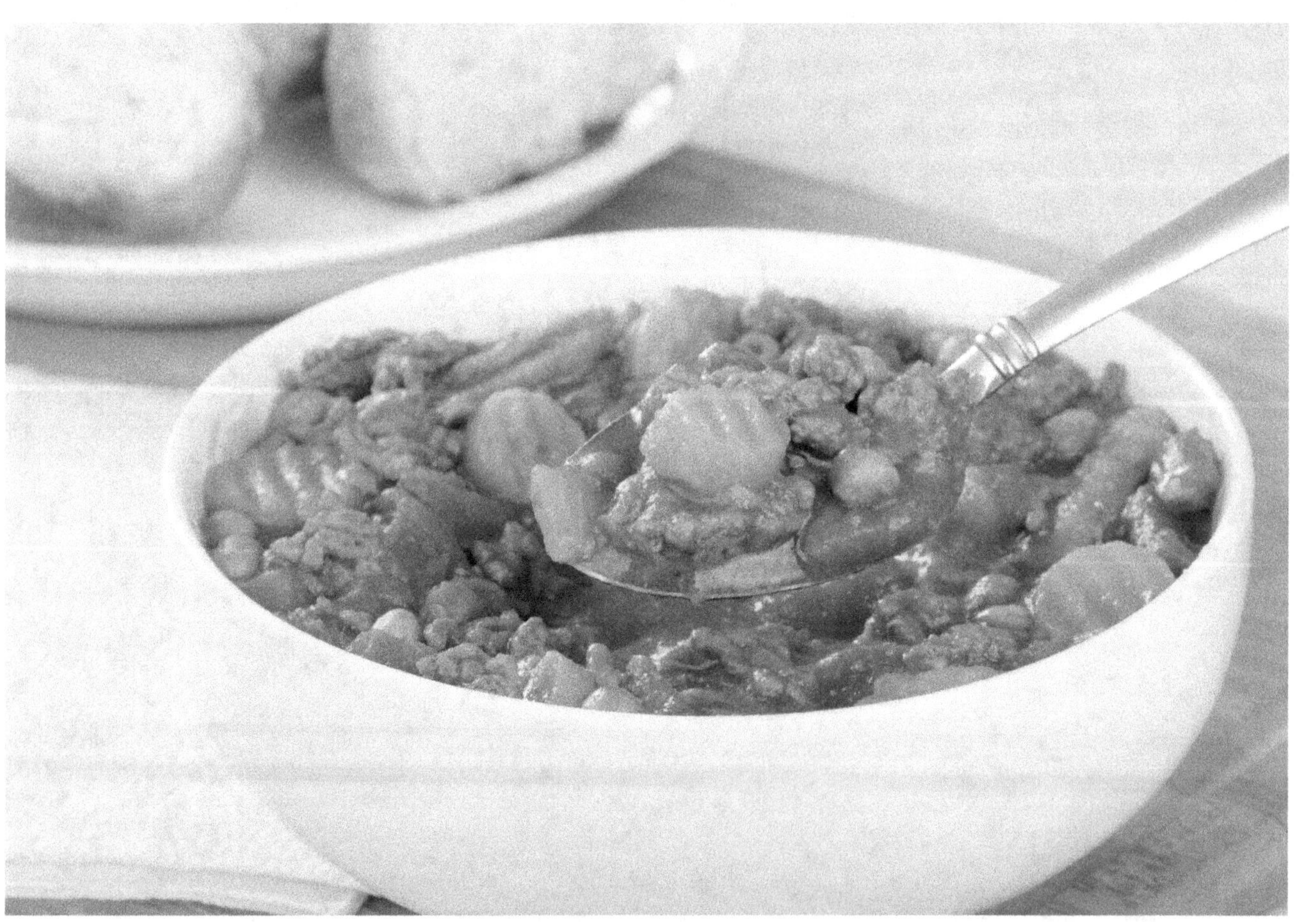

9. Peixe assado com purê de couve-flor:
  - Ingredientes:
    - 2 filés de peixe (linguado, tilápia, pescada, etc.)
    - 1 cabeça de couve-flor cortada em floretes
    - 2 colheres de sopa de manteiga
    - 1 dente de alho picado
    - Suco de 1 limão
    - Sal e pimenta a gosto
  - Modo de preparo:
    1. Tempere os filés de peixe com sal, pimenta e suco de limão.
    2. Em uma assadeira, disponha os filés de peixe.
    3. Asse no forno preaquecido

a 180°C por cerca de 15-20 minutos, ou até o peixe ficar cozido.
    4. Enquanto isso, cozinhe a couve-flor em água fervente até ficar macia.
    5. Escorra bem a couve-flor e coloque-a em um processador de alimentos ou liquidificador.
    6. Adicione a manteiga, o alho picado, o sal e a pimenta. Bata até obter uma consistência de purê.
    7. Sirva o peixe assado com o purê de couve-flor.

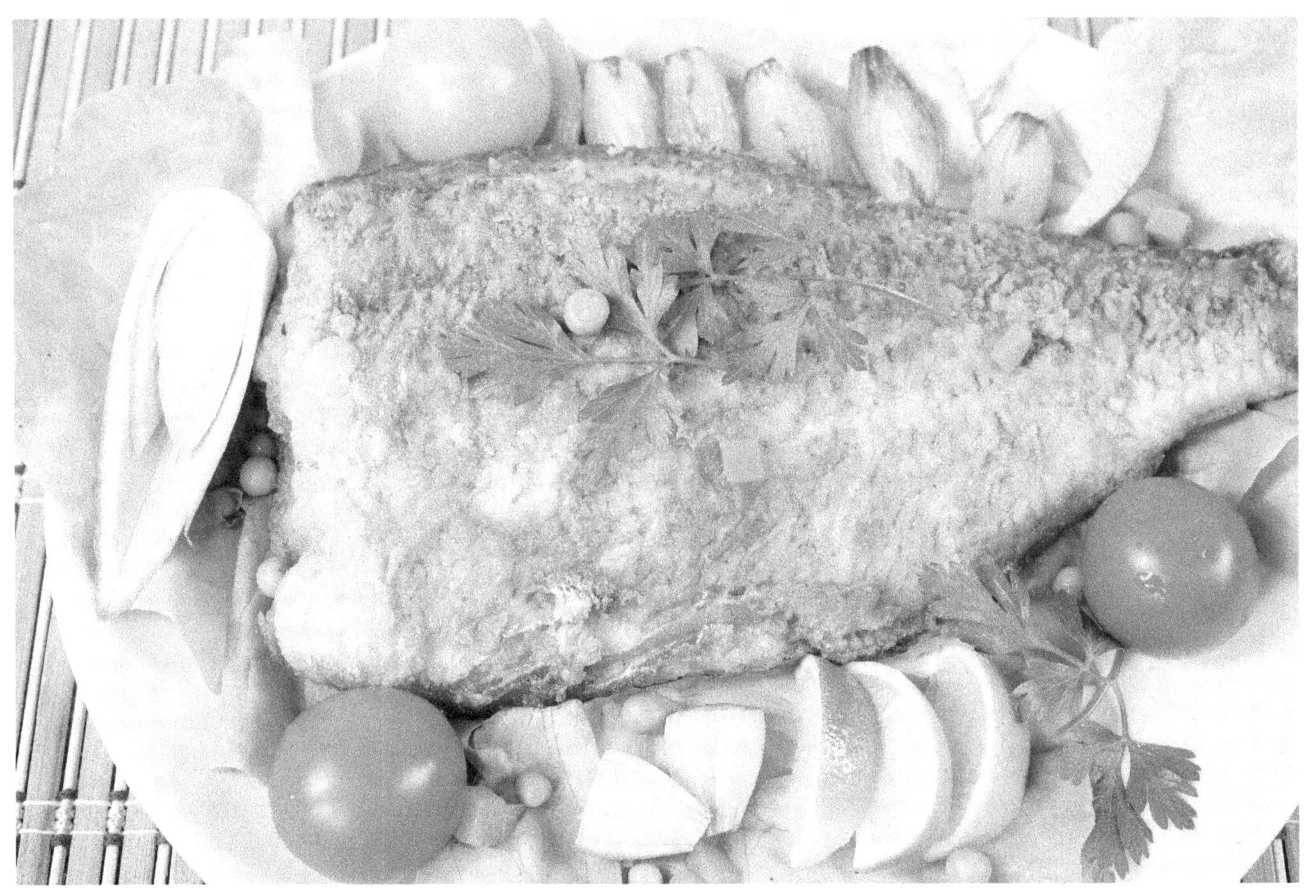

10. Omelete de queijo com espinafre:
   - Ingredientes:
     - 3 ovos
     - 1 xícara de queijo ralado (cheddar, mussarela, etc.)
     - 1 xícara de folhas de espinafre
     - 1/4 de cebola picada
     - Azeite de oliva
     - Sal e pimenta a gosto
   - Modo de preparo:
     1. Em uma frigideira, aqueça um fio de azeite e refogue a cebola até ficar macia.
     2. Adicione as folhas de espinafre e cozinhe até que murchem.
     3. Em uma tigela, bata os ovos com sal e pimenta.
     4. Despeje os ovos batidos sobre o espinafre e a cebola na frigideira.
     5. Espalhe o queijo ralado por cima.
     6. Cozinhe em fogo baixo até que a parte de baixo esteja firme.
     7. Vire a omelete e cozinhe do outro lado até ficar cozida.
     8. Dobre ao meio e sirva quente.

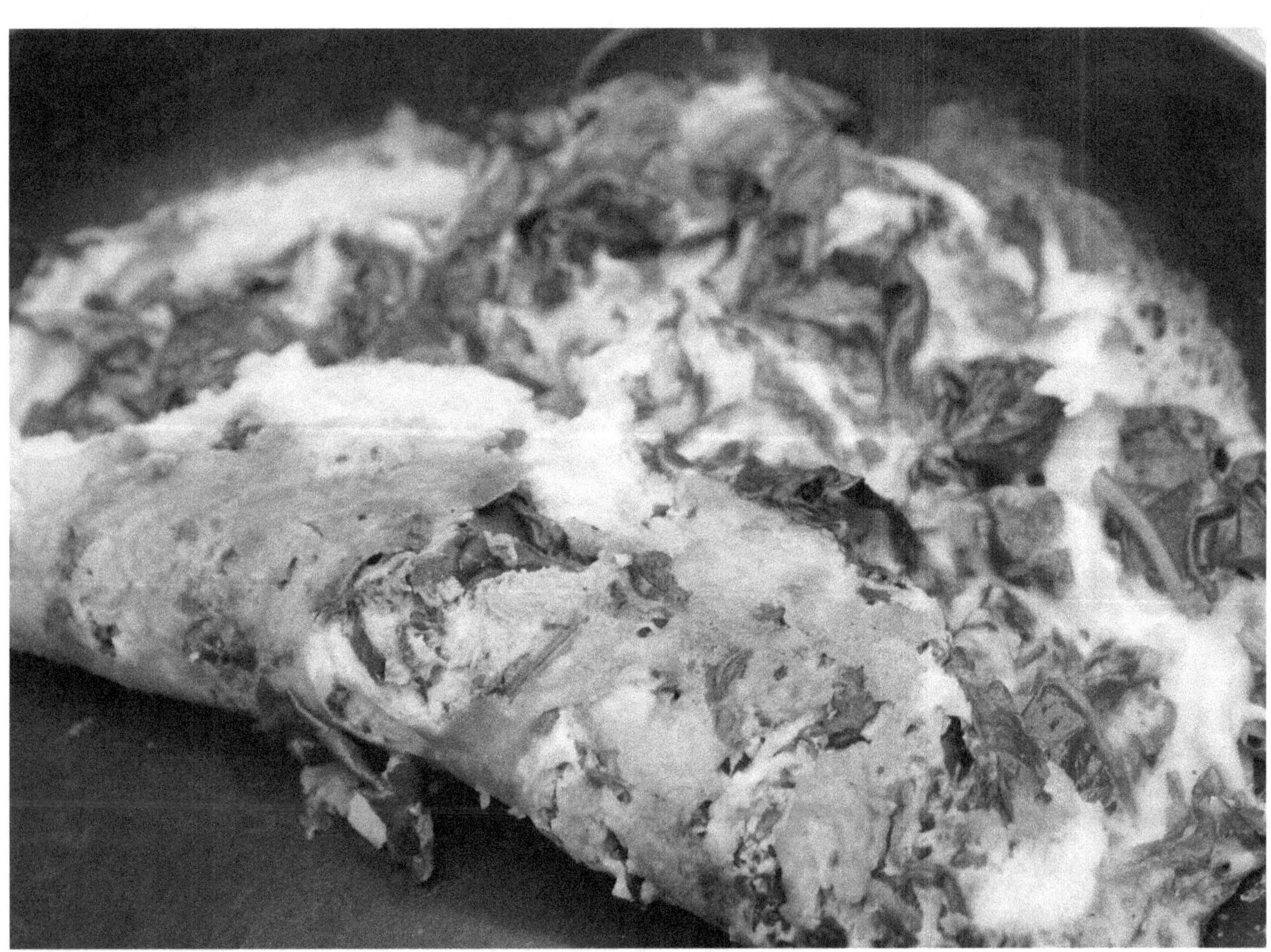

Receitas Cetogênicas para Lanches:

1. Fatias de pepino com guacamole:
   - Ingredientes:
     - Pepino em fatias
     - 1 abacate maduro
     - Suco de 1 limão
     - Coentro picado (opcional)
     - Sal e pimenta a gosto
   - Modo de preparo:
     1. Em um recipiente, amasse o abacate e misture com o suco de limão.
     2. Adicione coentro picado, sal e pimenta a gosto.
     3. Espalhe o guacamole sobre as fatias de pepino.
     4. Sirva como um lanche refrescante e nutritivo.

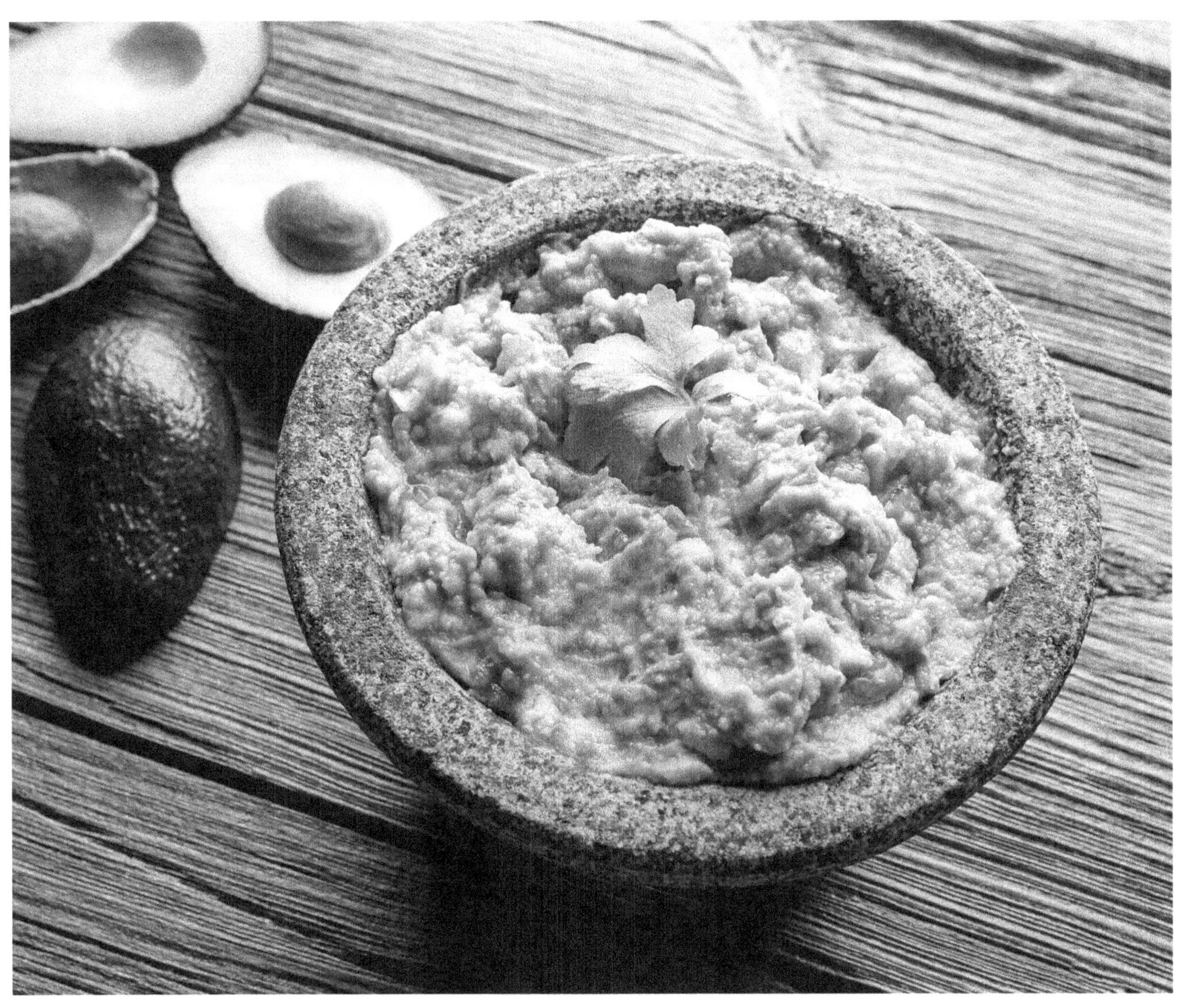

2. Rolinhos de alface com frango e maionese:
  - Ingredientes:
    - Folhas de alface
    - Peito de frango cozido e desfiado
    - Maionese cetogênica (feita com ovos, óleo, sal e limão)
    - Sal e pimenta a gosto
  - Modo de preparo:
    1. Lave e seque bem as folhas de alface.
    2. Espalhe uma camada de maionese cetogênica em cada folha.
    3. Coloque uma porção de frango desfiado no centro de cada folha.
    4. Tempere com sal e pimenta.
    5. Enrole as folhas de alface como um rolinho.
    6. Prenda com palitos de dente, se necessário.
    7. Sirva como lanche prático e saboroso.

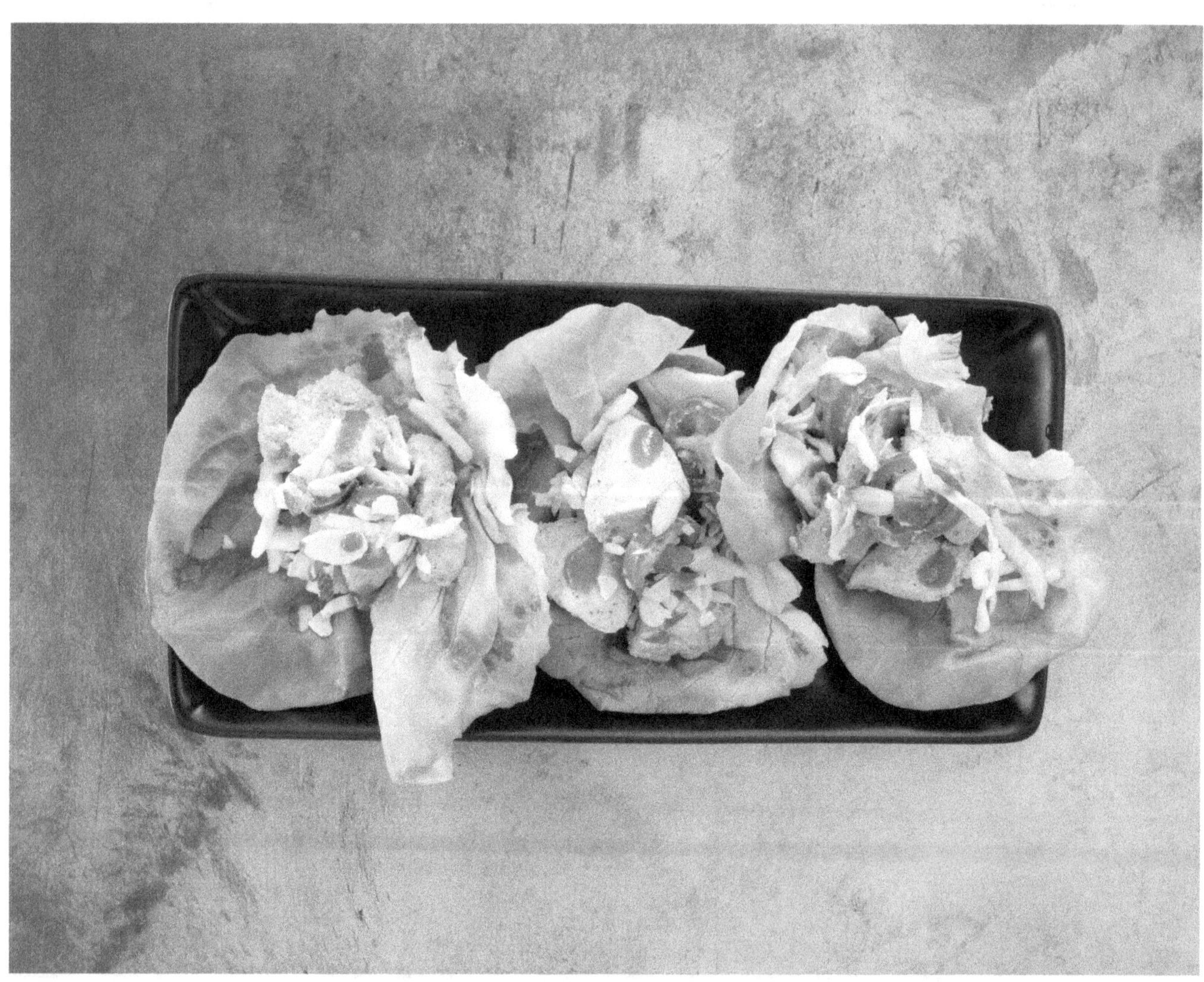

3. Ovos recheados com pasta de atum:
  - Ingredientes:
    - Ovos cozidos
    - 1 lata de atum em conserva
    - Maionese cetogênica (feita com ovos, óleo, sal e limão)
    - Sal, pimenta e temperos a gosto
  - Modo de preparo:
    1. Descasque os ovos cozidos e corte-os ao meio longitudinalmente.
    2. Retire as gemas e coloque-as em um recipiente.
    3. Amasse as gemas e misture com o atum, a maionese e os temperos.
    4. Recheie as metades de ovos com a pasta de atum.
    5. Sirva os ovos recheados como um lanche proteico e saciante.

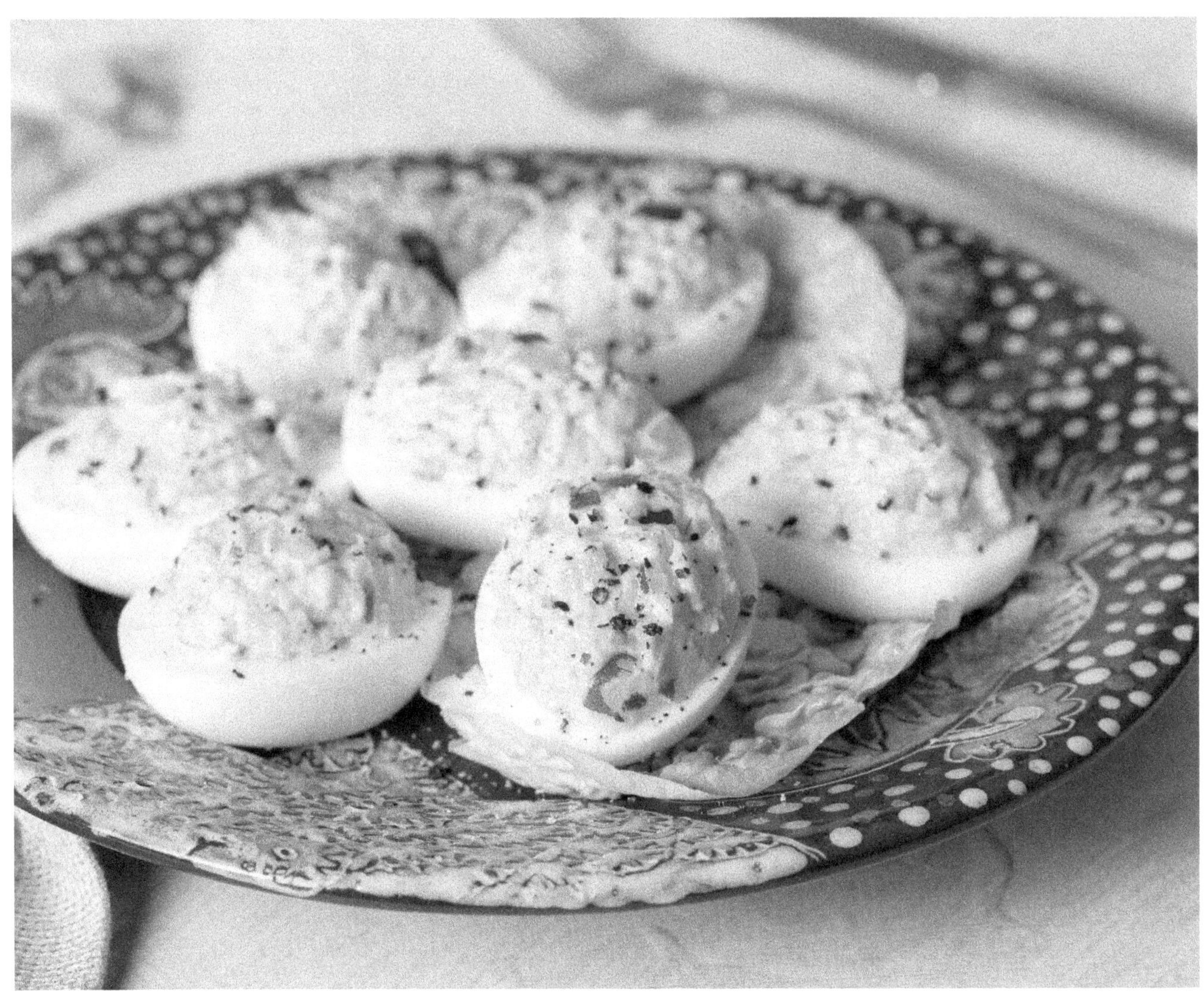

4. Queijo cottage com nozes:
  - **Ingredientes:**
    - **Queijo cottage**
    - **Nozes picadas**
    - **Canela em pó (opcional)**
    - **Adoçante natural (opcional)**
  - **Modo de preparo:**
    1. **Em um recipiente, coloque uma porção de queijo cottage.**
    2. **Polvilhe nozes picadas por cima.**
    3. **Adicione canela em pó e adoçante, se desejar.**
    4. **Misture bem todos os ingredientes.**
    5. **Sirva como um lanche rico em proteínas e gorduras saudáveis.**

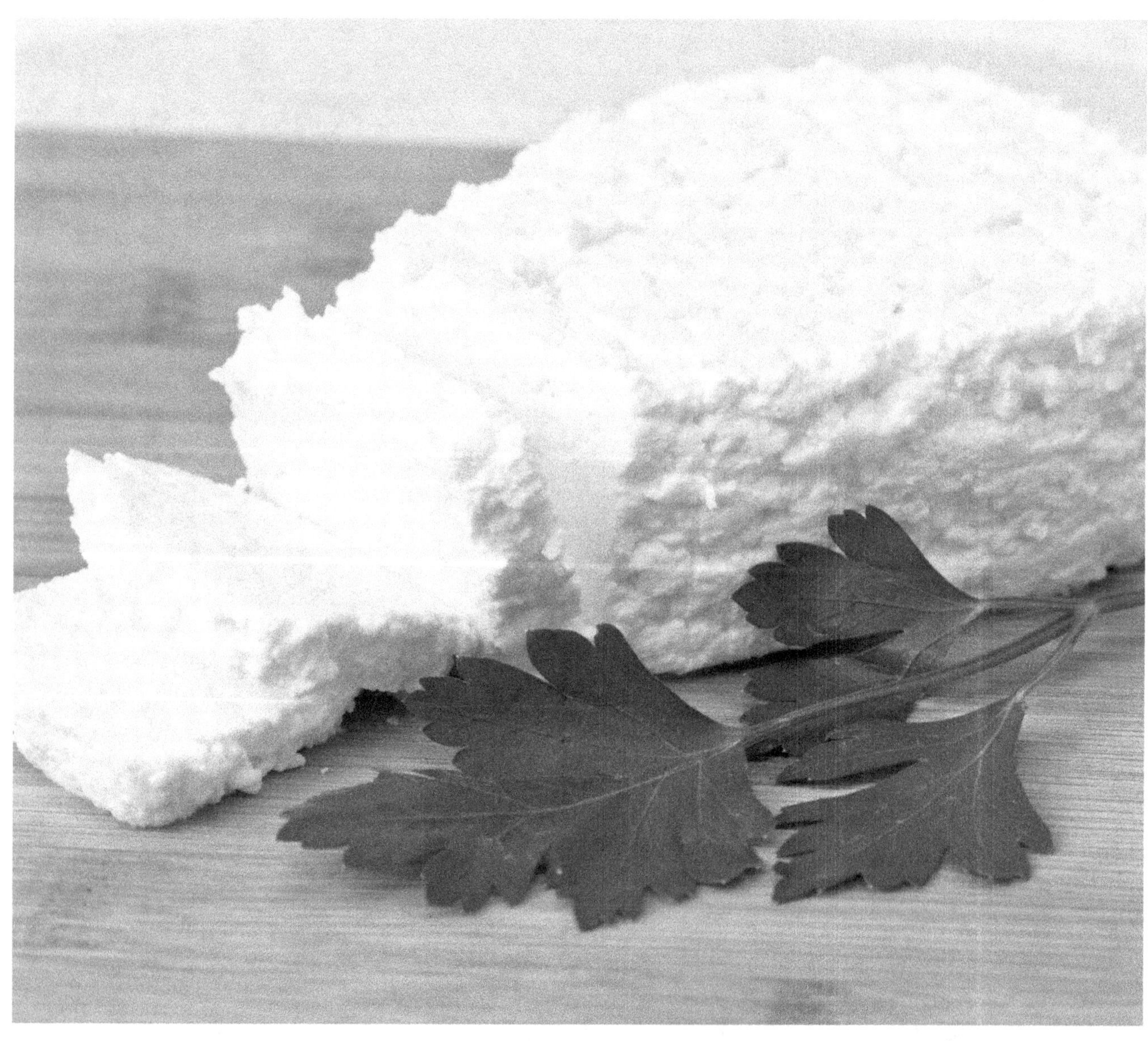

5. Salame com queijo:
  - **Ingredientes:**
    - **Fatias de salame**
    - **Queijo fatiado (cheddar, mussarela, etc.)**

- **Modo de preparo:**
    1. **Coloque uma fatia de queijo sobre cada fatia de salame.**
    2. **Enrole o salame com queijo.**
    3. **Prenda com palitos de dente, se necessário.**
    4. **Sirva como um lanche prático e saboroso.**

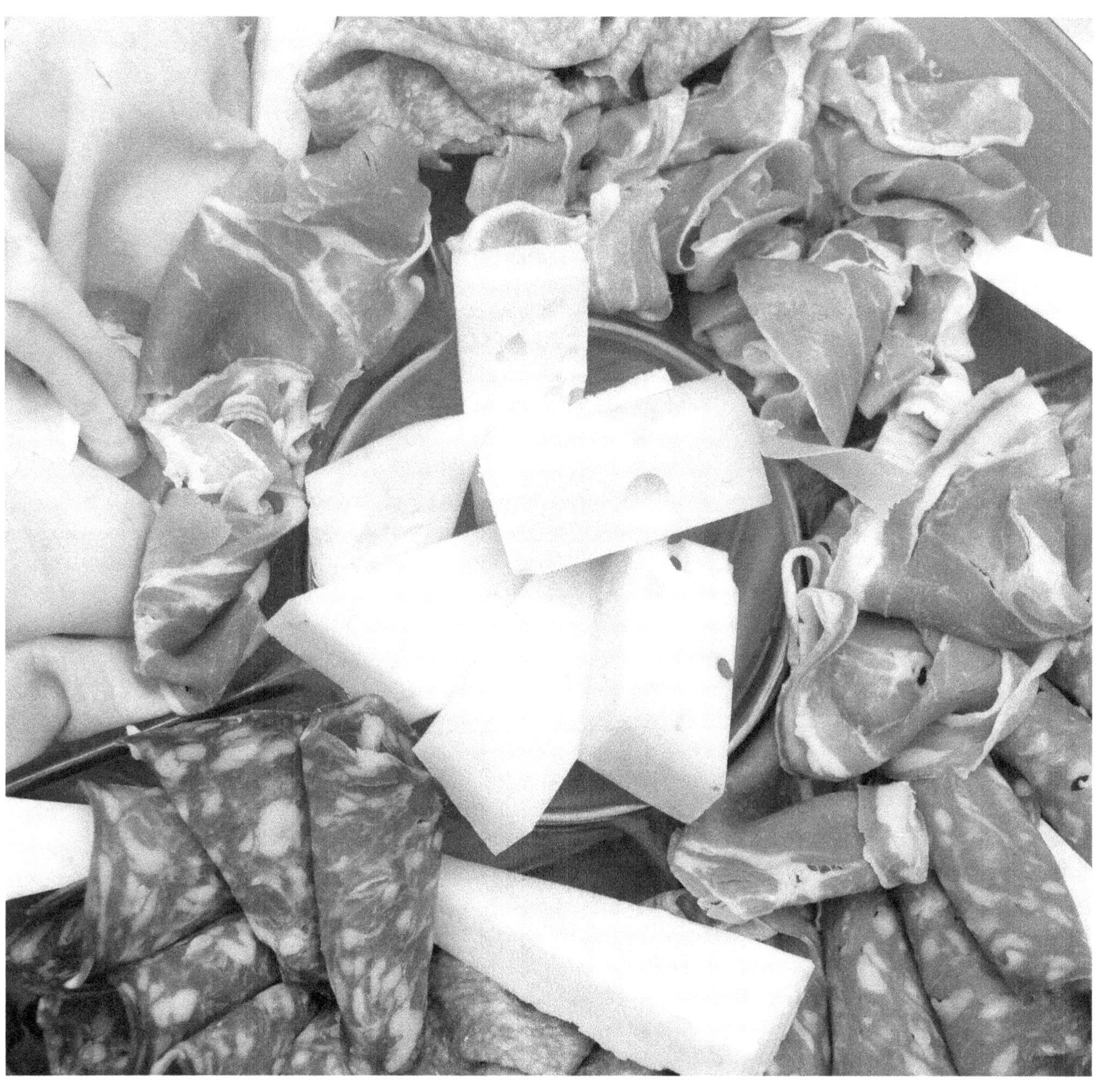

6. Bolinhos de queijo com brócolis:

- Ingredientes:
  - 2 xícaras de brócolis cozido e picado
  - 1 xícara de queijo ralado (mussarela, cheddar, etc.)
  - 2 ovos
  - 1/4 de xícara de farinha de amêndoa
  - Sal e temperos a gosto
- Modo de preparo:

1. Em um recipiente, misture o brócolis, o queijo, os ovos, a farinha de amêndoa, o sal e os temperos.

2. Forme bolinhos com a massa.

3. Coloque os bolinhos em uma assadeira forrada com papel manteiga.

4. Asse no forno preaquecido a 180°C por cerca de 15-20 minutos, ou até ficarem dourados.

5. Sirva os bolinhos de queijo com brócolis como um lanche crocante e saboroso.

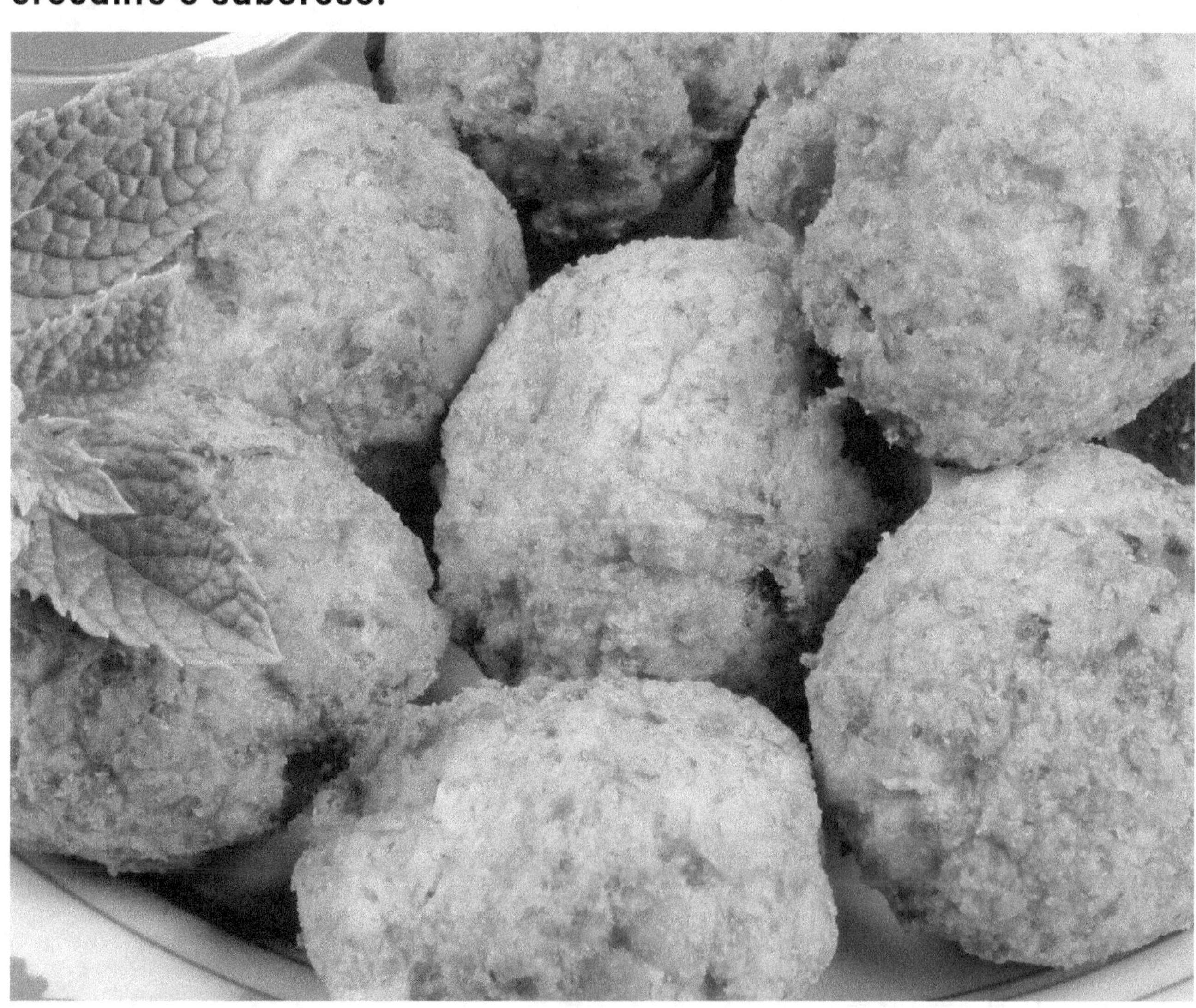

7. **Rolinhos de presunto e queijo:**
   - Ingredientes:
     - Fatias de presunto
     - Queijo fatiado (mussarela, cheddar, etc.)
   - Modo de preparo:
     1. Coloque uma fatia de queijo sobre cada fatia de presunto.
     2. Enrole o presunto com queijo.
     3. Prenda com palitos de dente, se necessário.
     4. Sirva como um lanche rápido e proteico.

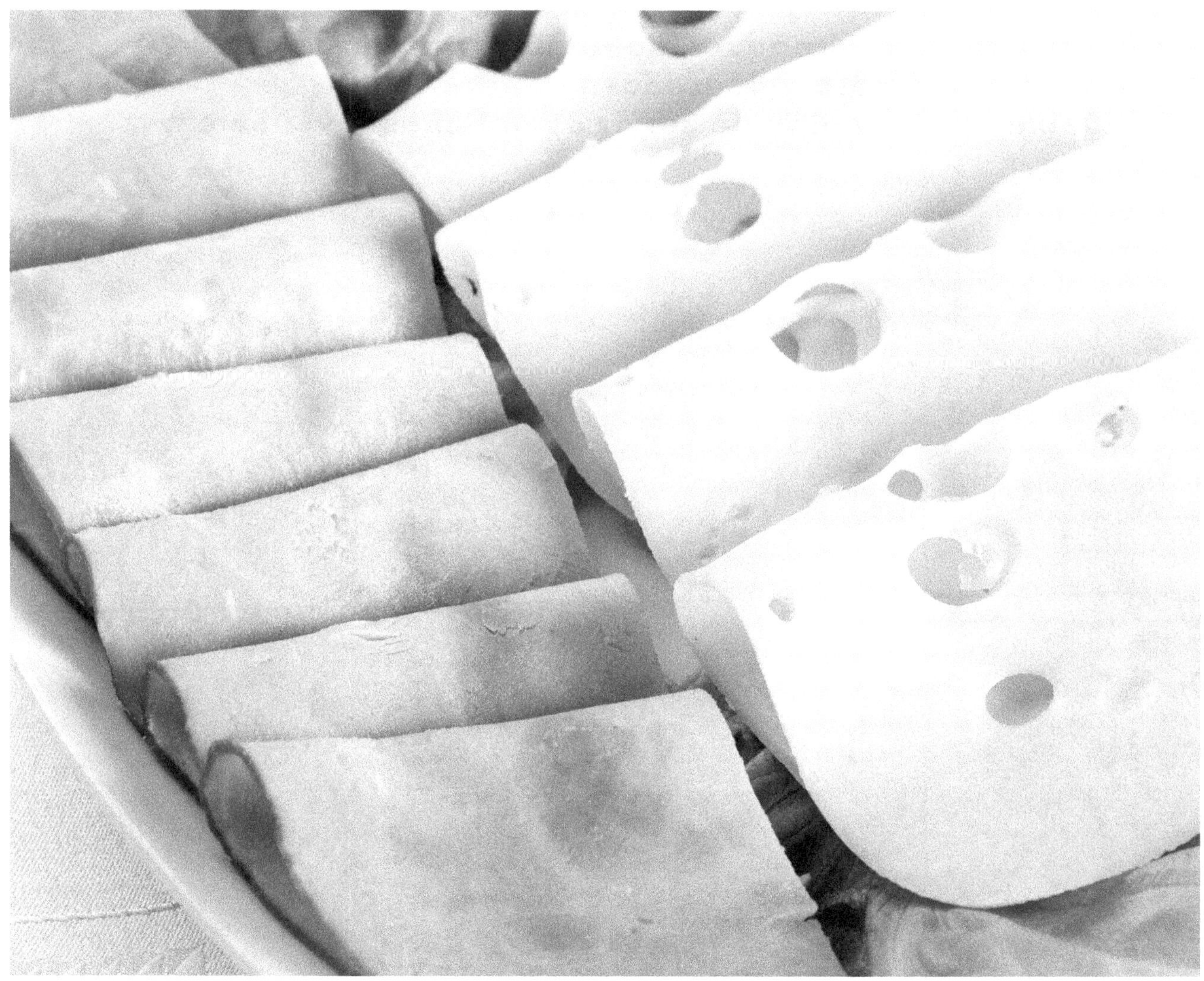

8. Bolinhos de coco e amêndoa:

- Ingredientes:
  - 1 xícara de coco ralado sem açúcar
  - 1 xícara de farinha de amêndoa
  - 2 colheres de sopa de adoçante natural (eritritol, stevia, etc.)
  - 2 ovos
  - 1 colher de chá de extrato de baunilha
  - Pitada de sal
- Modo de preparo:

1. Em um recipiente, misture o coco ralado, a farinha de amêndoa, o adoçante e o sal.

2. Adicione os ovos e o extrato de baunilha. Misture bem até obter uma massa homogênea.

3. Com as mãos, forme pequenos bolinhos com a massa.

4. Coloque os bolinhos em uma assadeira forrada com papel manteiga.

5. Asse no forno preaquecido a 180°C por cerca de 15-20 minutos, ou até ficarem dourados.

6. Deixe esfriar antes de servir os bolinhos de coco e amêndoa.

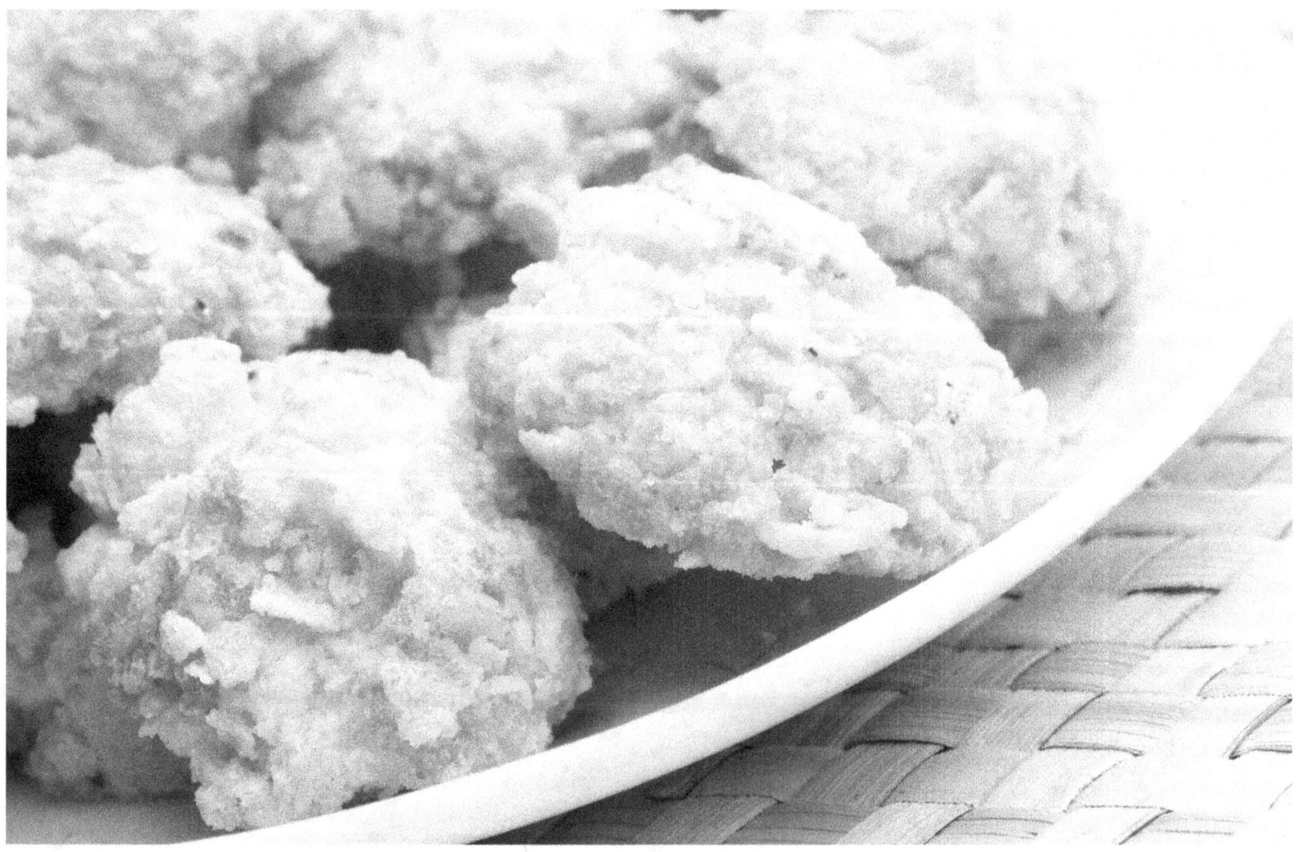

9. Tiras de pepino com cream cheese:
   - Ingredientes:
     - Pepino em tiras
     - Cream cheese
     - Temperos a gosto (orégano, salsa, etc.)
   - Modo de preparo:
     1. Coloque as tiras de pepino em um prato.
     2. Espalhe uma camada de cream cheese sobre cada tira.
     3. Polvilhe os temperos de sua preferência.
     4. Sirva as tiras de pepino com cream cheese como um lanche refrescante e cremoso.

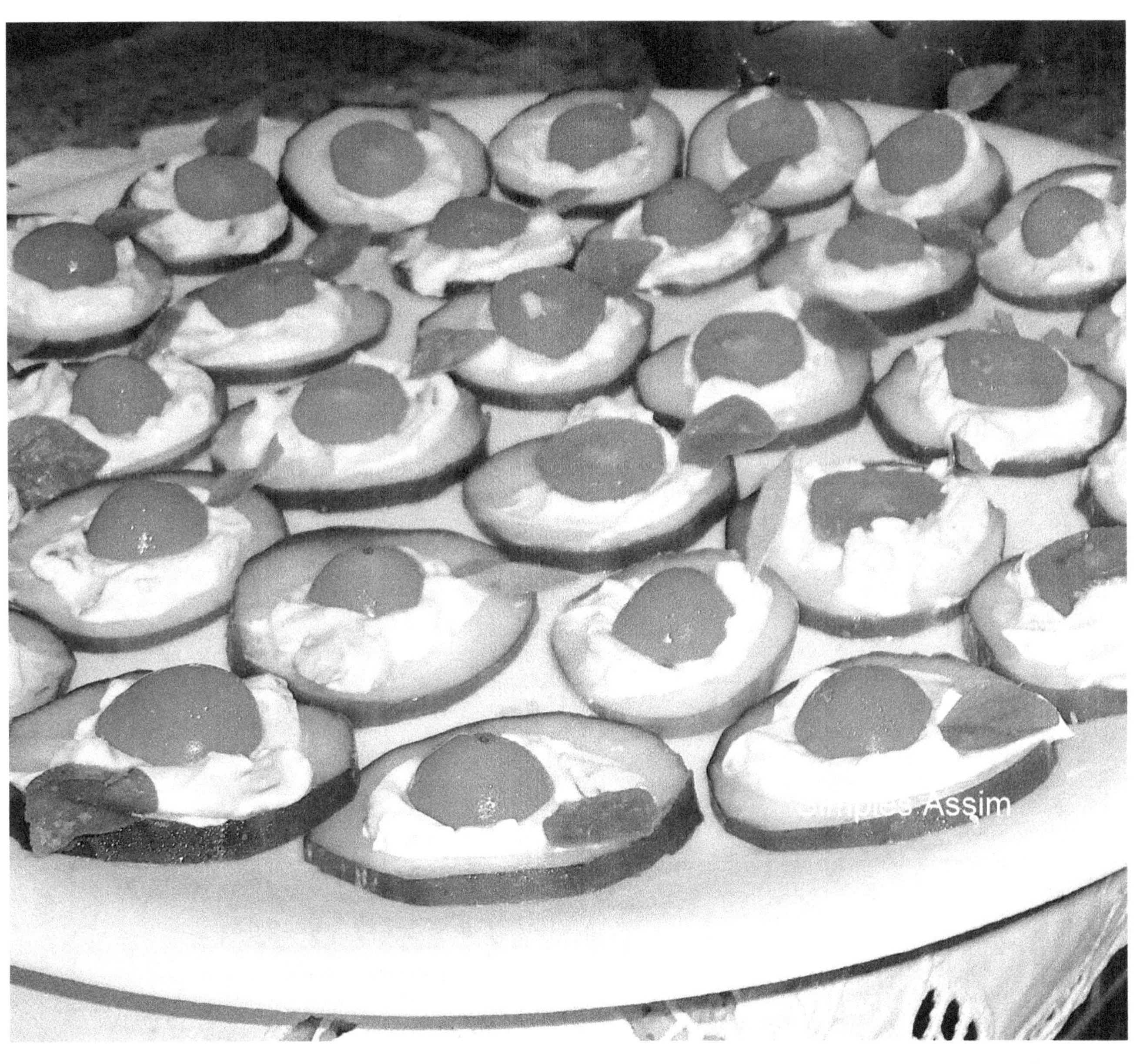

Receitas Cetogênicas para o Jantar:

1. Salmão assado com couve-flor gratinada:
   - Ingredientes:
     - Filé de salmão
     - Couve-flor
     - Queijo ralado (mussarela, cheddar, etc.)
     - Creme de leite
     - Alho em pó
     - Sal e pimenta a gosto
   - Modo de preparo:
     1. Tempere o filé de salmão com sal, pimenta e alho em pó.
     2. Asse o salmão no forno preaquecido a 180°C por cerca de 15-20 minutos, ou até ficar cozido.
     3. Cozinhe a couve-flor em água fervente até ficar macia.
     4. Escorra bem a couve-flor e coloque-a em um refratário.
     5. Adicione o creme de leite, o queijo ralado, o sal e a pimenta. Misture bem.
     6. Leve ao forno preaquecido a 180°C por cerca de 15-20 minutos, ou até gratinar.
     7. Sirva o salmão assado com a couve-flor gratinada como uma opção deliciosa e saudável.

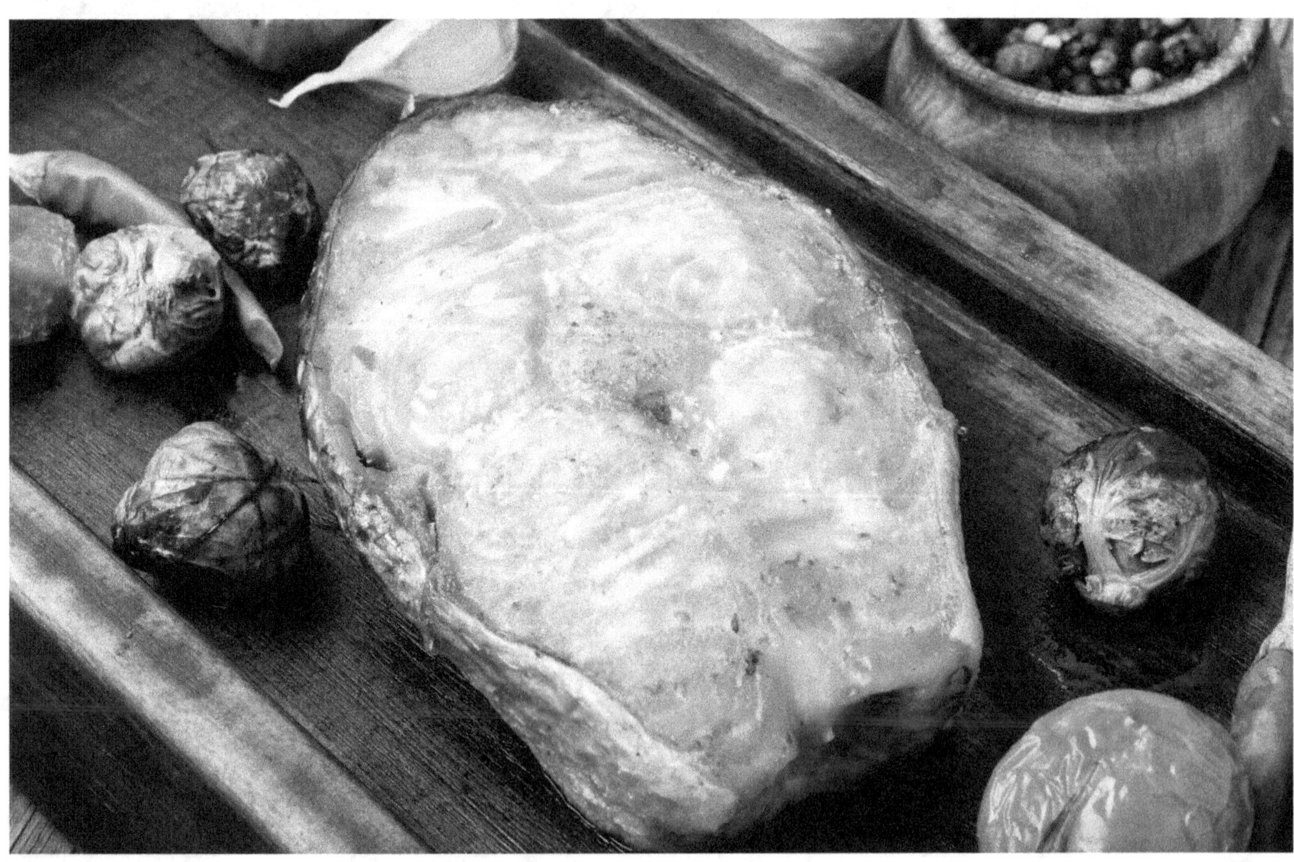

2. Bife de contrafilé com brócolis refogado:
  - Ingredientes:
    - Bife de contrafilé
    - Brócolis
    - Azeite de oliva
    - Alho picado
    - Sal e pimenta a gosto
  - Modo de preparo:
    1. Tempere o bife de contrafilé com sal e pimenta.
    2. Aqueça uma frigideira com um fio de azeite de oliva.
    3. Grelhe o bife de contrafilé de acordo com o seu ponto de preferência.
    4. Em outra frigideira, aqueça um pouco de azeite e refogue o alho picado até ficar dourado.
    5. Adicione o brócolis e refogue até ficar macio.
    6. Tempere o brócolis com sal e pimenta.
    7. Sirva o bife de contrafilé com o brócolis refogado como uma refeição saborosa e nutritiva.

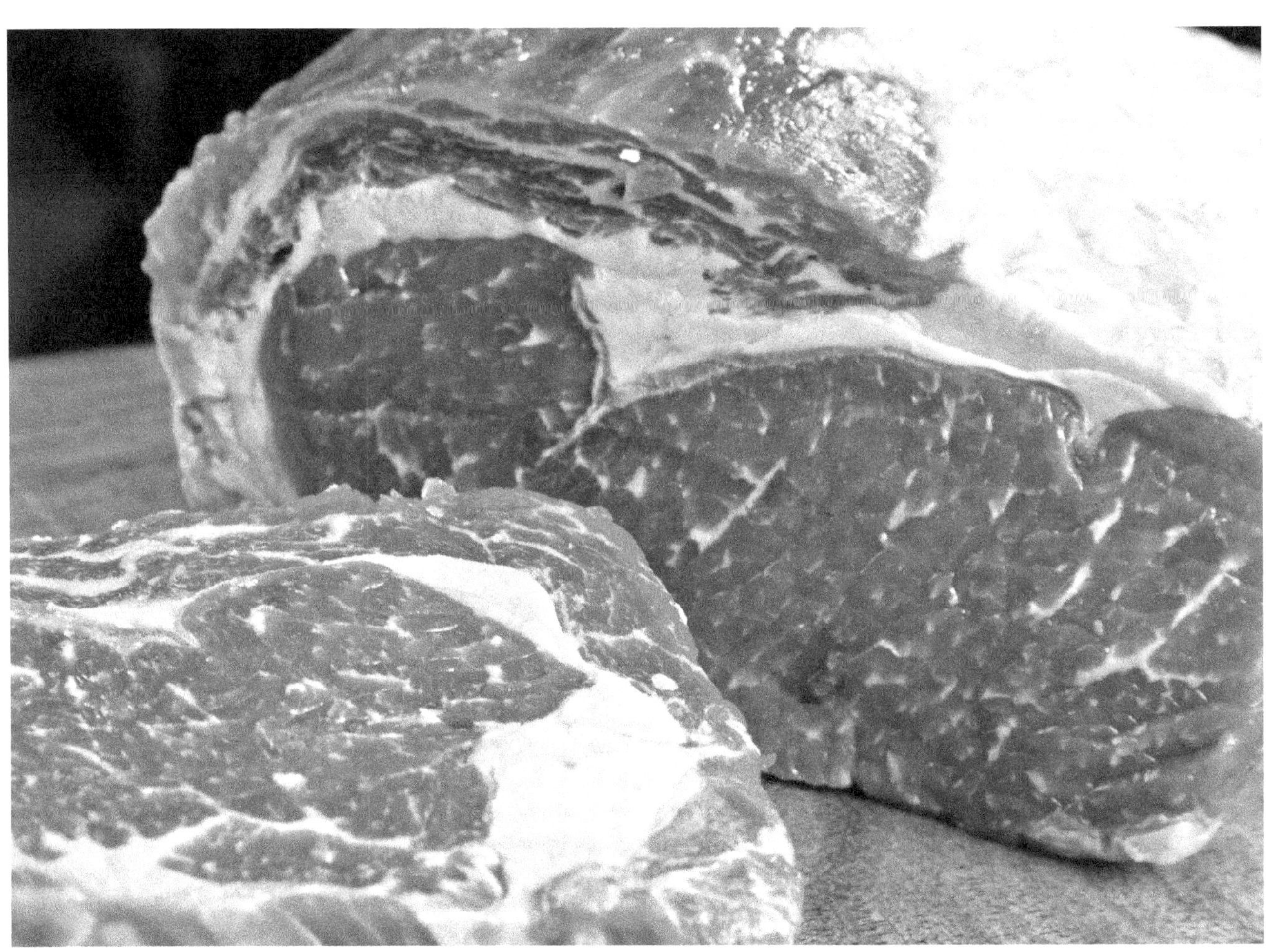

3. Omelete de espinafre com cogumelos:
  - **Ingredientes:**
    - **Ovos**
    - **Espinafre**
    - **Cogumelos fatiados**
    - **Queijo ralado (mussarela, cheddar, etc.)**
    - **Sal e pimenta a gosto**
  - **Modo de preparo:**
    1. Em uma tigela, bata os ovos com sal e pimenta.
    2. Adicione folhas de espinafre picadas, cogumelos fatiados e queijo ralado à mistura de ovos.
    3. Despeje a mistura em uma frigideira aquecida e antiaderente.
    4. Cozinhe em fogo baixo até que a omelete esteja firme.
    5. Corte em pedaços e sirva como uma opção rápida e nutritiva.

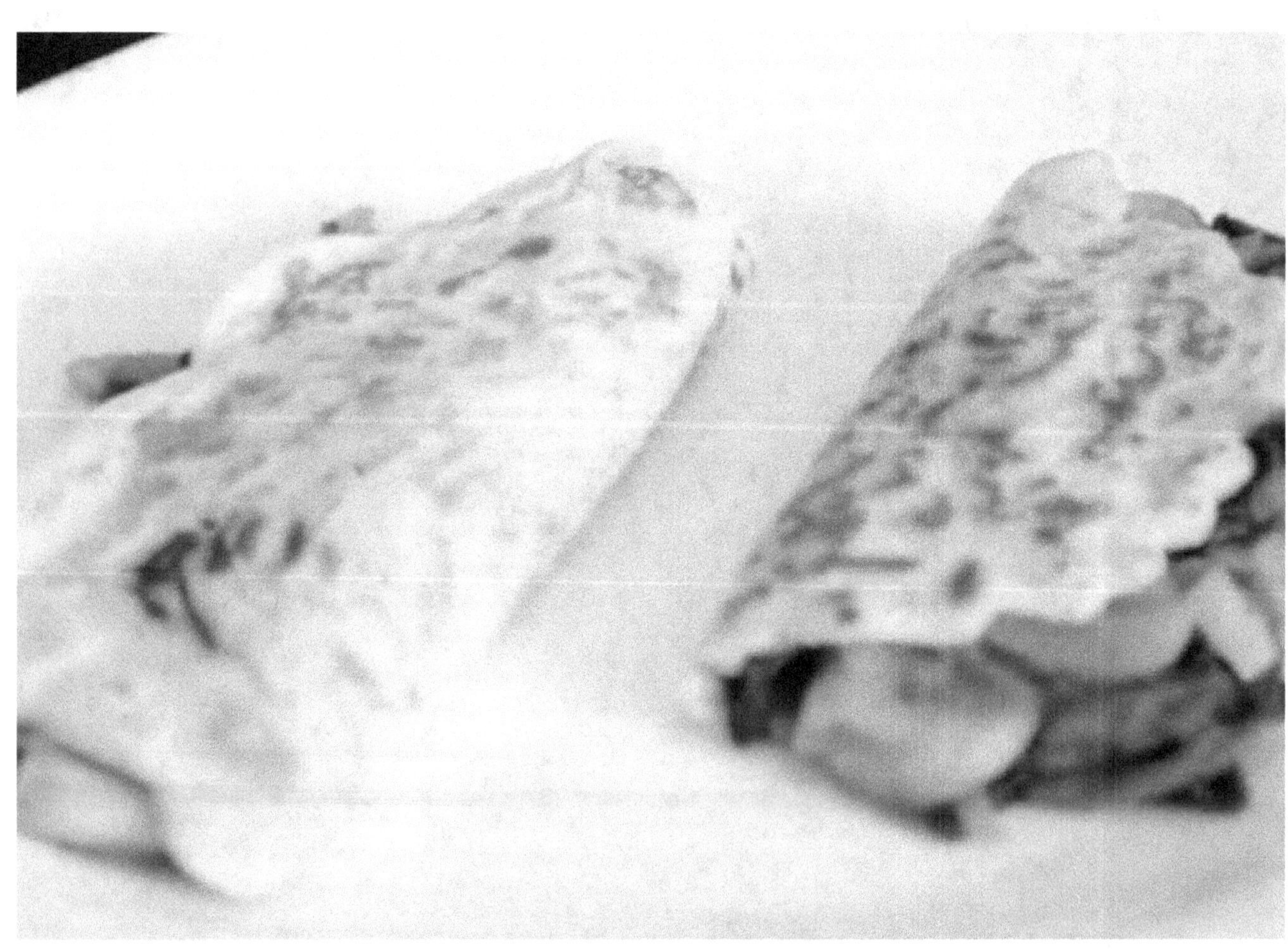

4. Peito de frango recheado com queijo e espinafre:
  - **Ingredientes:**
    - **Peito de frango**
    - **Queijo fatiado (mussarela, cheddar, etc.)**
    - **Folhas de espinafre**
    - **Sal e temperos a gosto**
  - **Modo de preparo:**
    1. **Corte o peito de frango ao meio, formando uma bolsa.**
    2. **Tempere o interior do peito de frango com sal e temperos.**
    3. **Coloque fatias de queijo e folhas de espinafre dentro da bolsa.**
    4. **Feche o peito de frango com palitos de dente.**
    5. **Grelhe ou asse o frango até que esteja cozido.**
    6. **Retire os palitos de dente antes de servir.**
    7. **Sirva o peito de frango recheado com queijo e espinafre acompanhado de salada ou legumes.**

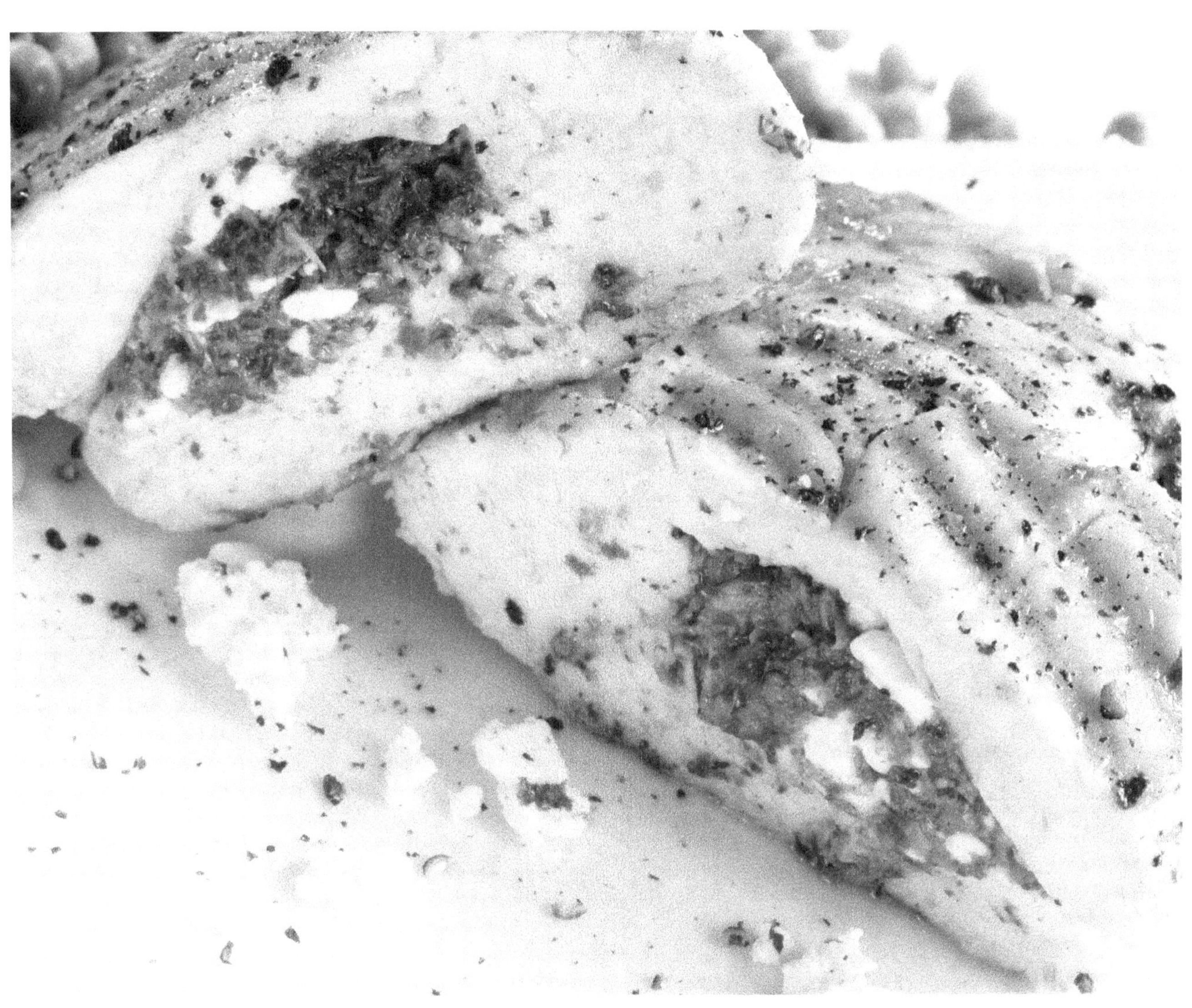

5. Carne moída com legumes:
  - Ingredientes:
    - Carne moída
    - Cebola picada
    - Pimentão picado
    - Abobrinha picada
    - Temperos a gosto
    - Azeite de oliva
  - Modo de preparo:
    1. Em uma panela, aqueça um pouco de azeite de oliva.
    2. Refogue a cebola picada até ficar dourada.
    3. Adicione a carne moída e cozinhe até dourar.
    4. Acrescente o pimentão e a abobrinha picados.
    5. Tempere com os temperos de sua preferência.
    6. Cozinhe por alguns minutos até que os legumes fiquem macios.
    7. Sirva a carne moída com legumes como uma opção reconfortante de jantar.

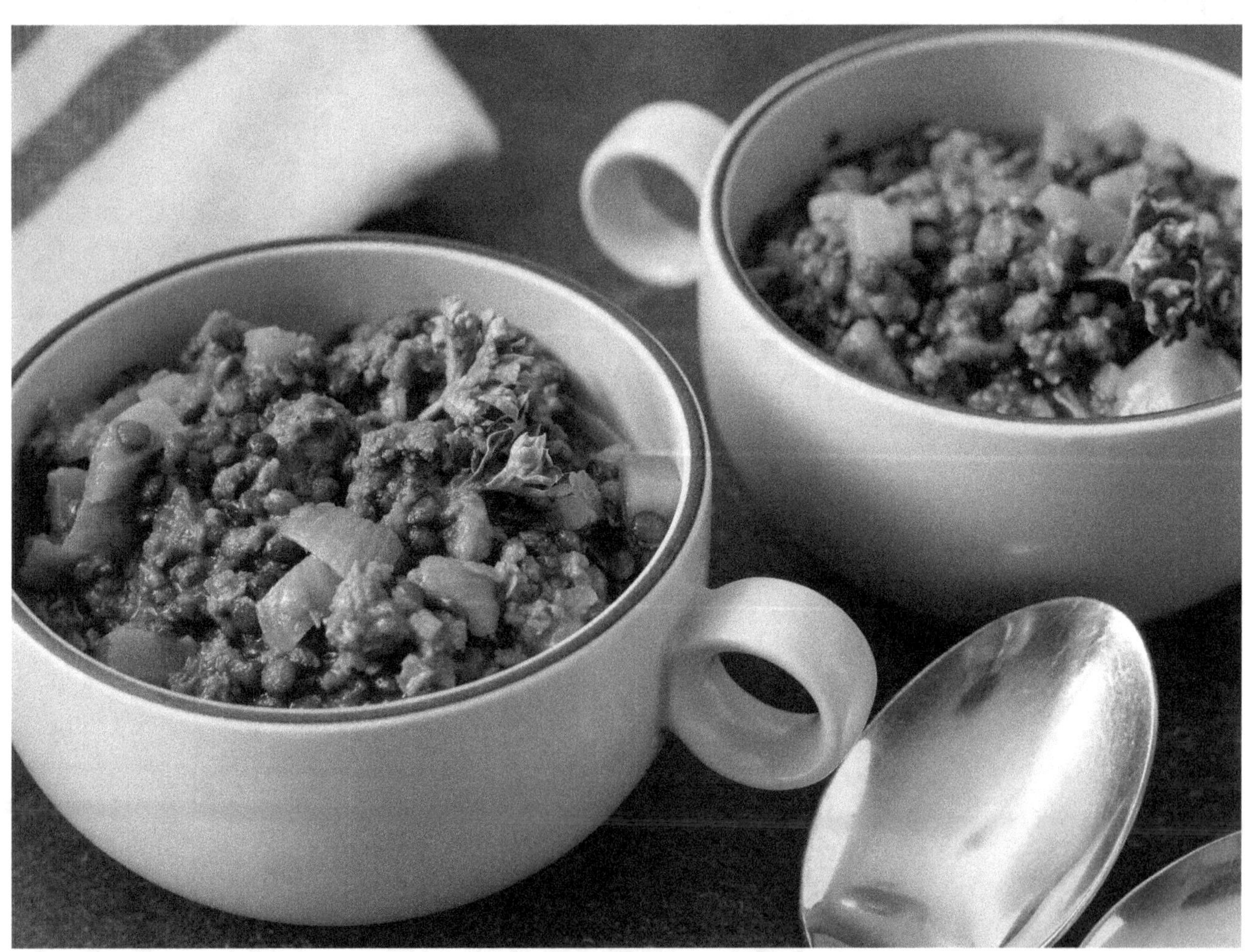

6. **Camarão grelhado com salada de folhas verdes:**
  - **Ingredientes:**
    - **Camarão**
    - **Azeite de oliva**
    - **Alho picado**
    - **Limão**
    - **Sal e temperos a gosto**
    - **Mix de folhas verdes (rúcula, alface, espinafre, etc.)**
    - **Tomate-cereja**
    - **Pepino**
  - **Modo de preparo:**

1. Tempere os camarões com azeite de oliva, alho picado, suco de limão, sal e temperos.

2. Grelhe os camarões até ficarem rosa e cozidos.

3. Em uma tigela, coloque o mix de folhas verdes, os tomates-cereja e o pepino fatiado.

4. Tempere a salada com azeite de oliva, suco de limão, sal e pimenta.

5. Sirva os camarões grelhados acompanhados da salada de folhas verdes.

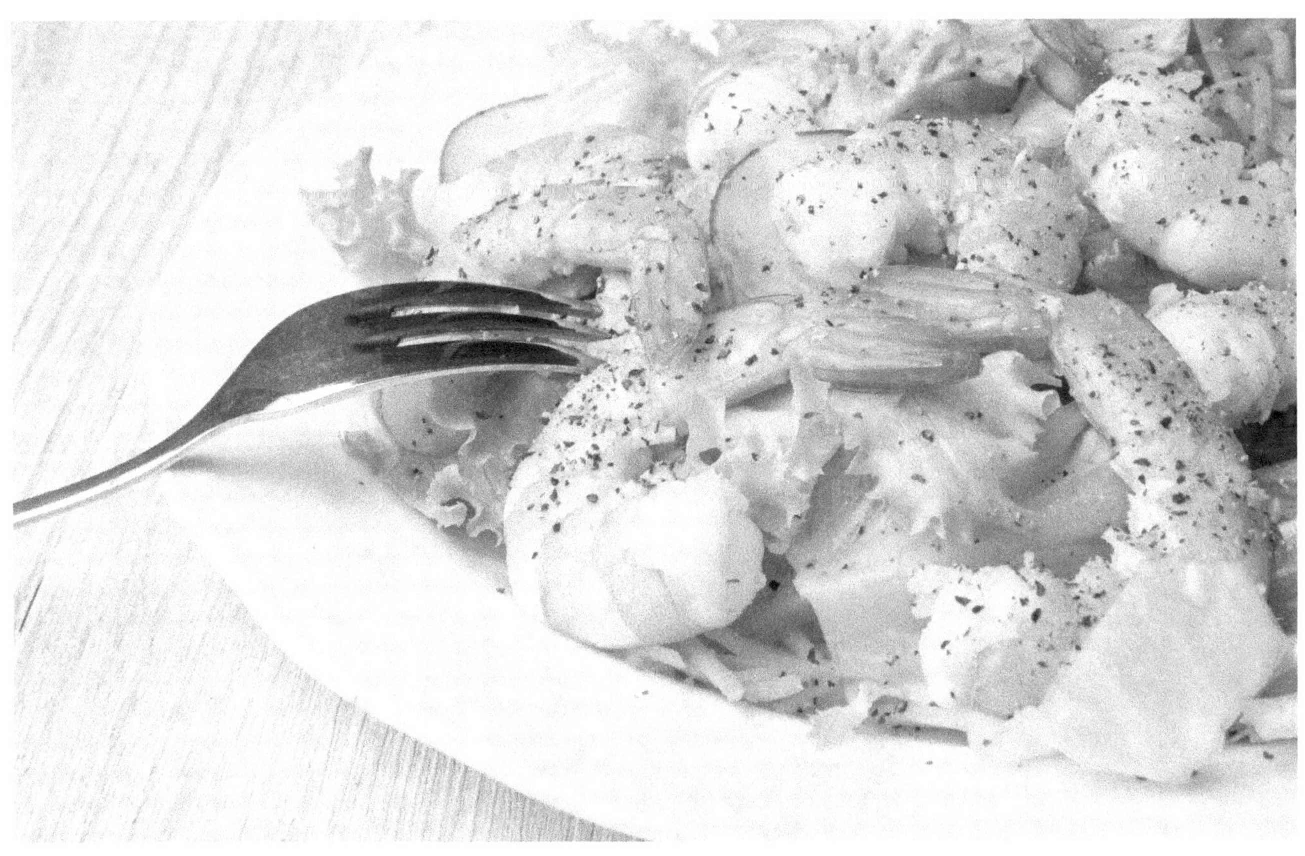

Receitas de Sobremesas Cetogênicas para você:

1. Mousse de chocolate low carb:
   - Ingredientes:
     - Abacate maduro
     - Cacau em pó sem açúcar
     - Adoçante natural (eritritol, stevia, etc.)
     - Extrato de baunilha
   - Modo de preparo:
   1. Em um liquidificador, coloque o abacate, o cacau em pó, o adoçante e o extrato de baunilha.
   2. Bata até obter uma mistura cremosa e homogênea.
   3. Transfira para tacinhas individuais.
   4. Leve à geladeira por algumas horas, até firmar.
   5. Sirva gelado como uma deliciosa mousse de chocolate.

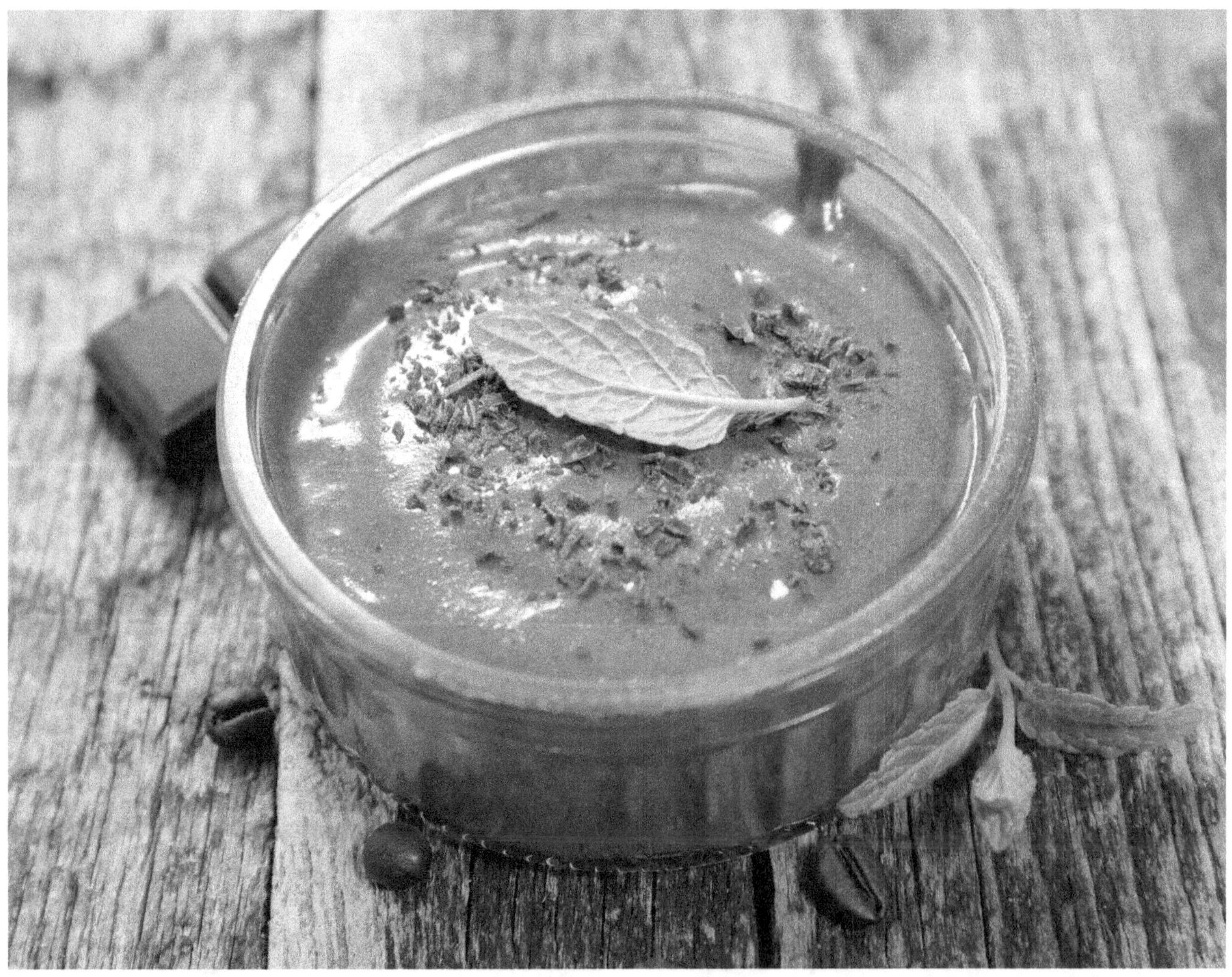

2. Pudim de chia com coco:
  - **Ingredientes:**
    - **Leite de coco**
    - **Sementes de chia**
    - **Adoçante natural (eritritol, stevia, etc.)**
    - **Extrato de baunilha**
  - **Modo de preparo:**
    1. **Em uma tigela, misture o leite de coco, as sementes de chia, o adoçante e o extrato de baunilha.**
    2. **Deixe a mistura descansar por alguns minutos.**
    3. **Mexa bem e coloque em potinhos individuais.**
    4. **Leve à geladeira por algumas horas, até ficar firme.**
    5. **Sirva gelado como um pudim de chia cremoso.**

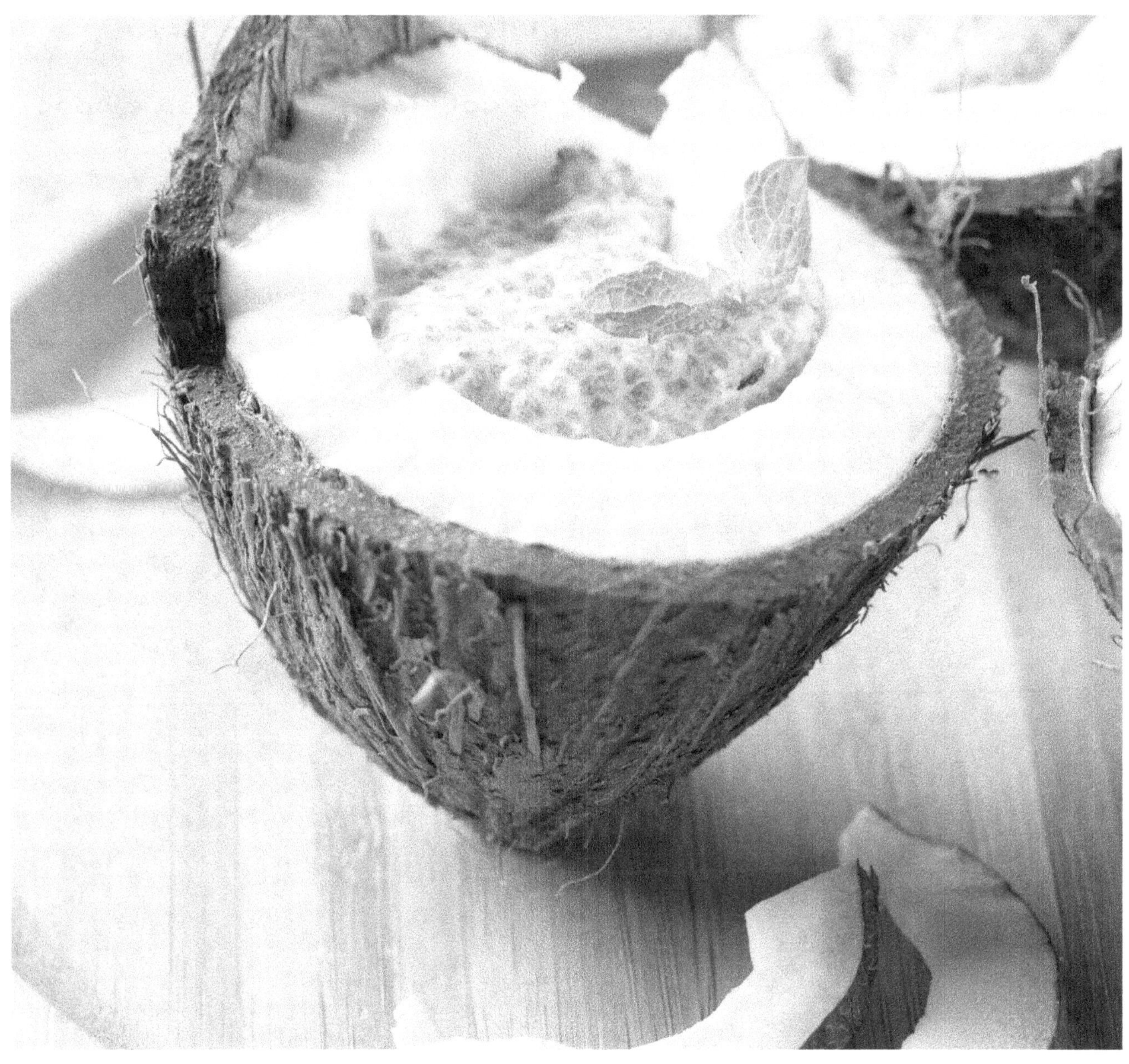

3. Cookies de amêndoa e coco:
  - **Ingredientes:**
    - **Farinha de amêndoa**
    - **Coco ralado sem açúcar**
    - **Adoçante natural (eritritol, stevia, etc.)**
    - **Ovos**
    - **Extrato de baunilha**
  - **Modo de preparo:**
    1. Em uma tigela, misture a farinha de amêndoa, o coco ralado e o adoçante.
    2. Adicione os ovos e o extrato de baunilha. Misture bem até formar uma massa.
    3. Com as mãos, forme pequenos cookies e coloque-os em uma assadeira forrada com papel manteiga.
    4. Asse no forno preaquecido a 180°C por cerca de 15-20 minutos, ou até ficarem dourados.
    5. Deixe esfriar antes de servir os cookies de amêndoa e coco.

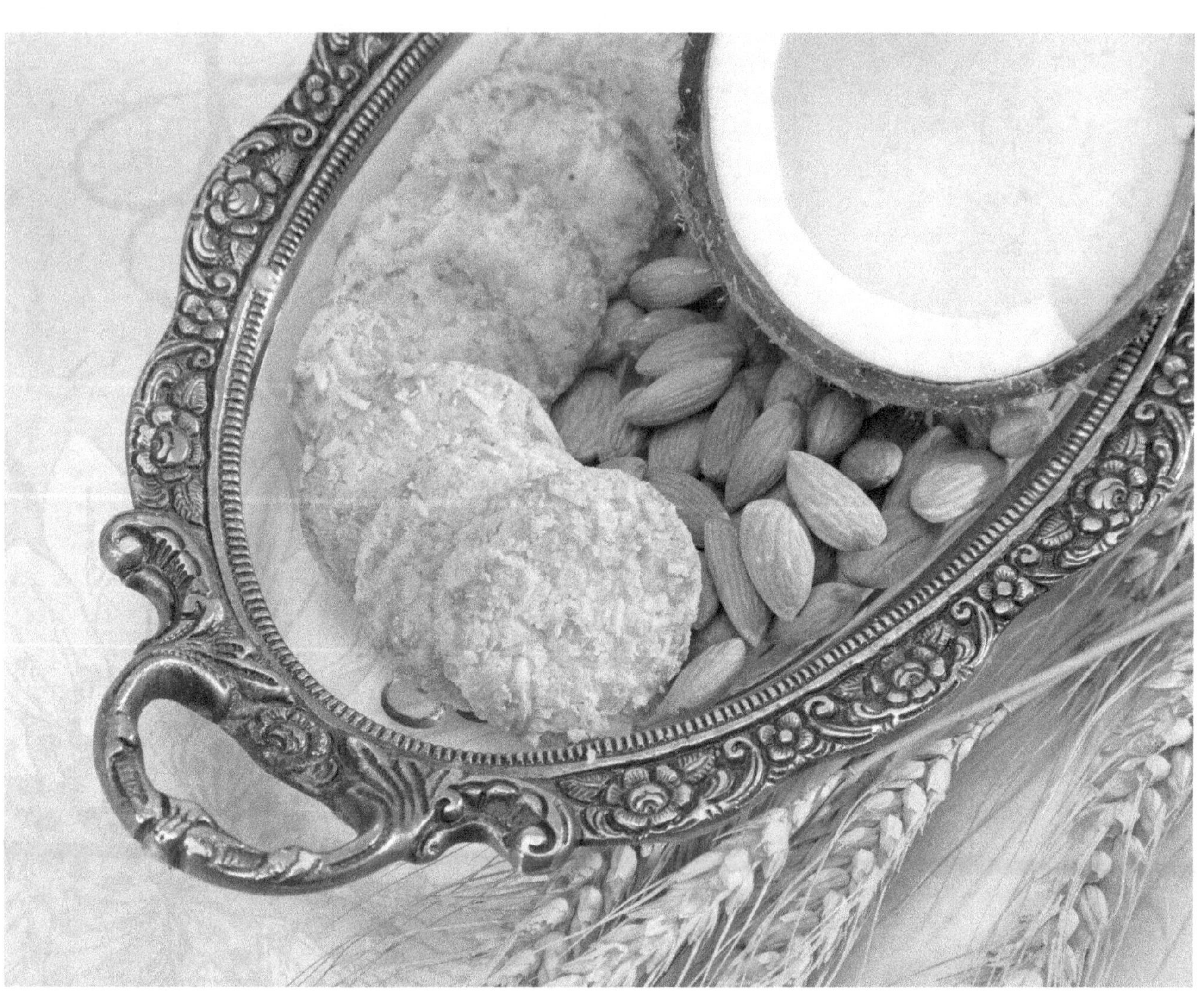

4. Cheesecake de morango sem açúcar:
  - **Ingredientes:**
    - **Farinha de amêndoa**
    - **Manteiga derretida**
    - **Adoçante natural (eritritol, stevia, etc.)**
    - **Cream cheese**
    - **Creme de leite**
    - **Extrato de baunilha**
    - **Morangos fatiados**
  - **Modo de preparo:**
    1. Em uma tigela, misture a farinha de amêndoa, a manteiga derretida e o adoçante.
    2. Pressione essa mistura no fundo de uma forma de cheesecake.
    3. Em outra tigela, bata o cream cheese, o creme de leite, o adoçante e o extrato de baunilha até obter uma mistura cremosa.
    4. Despeje essa mistura sobre a base de amêndoa na forma.
    5. Leve à geladeira por algumas horas, até firmar.
    6. Decore com morangos fatiados antes de servir.

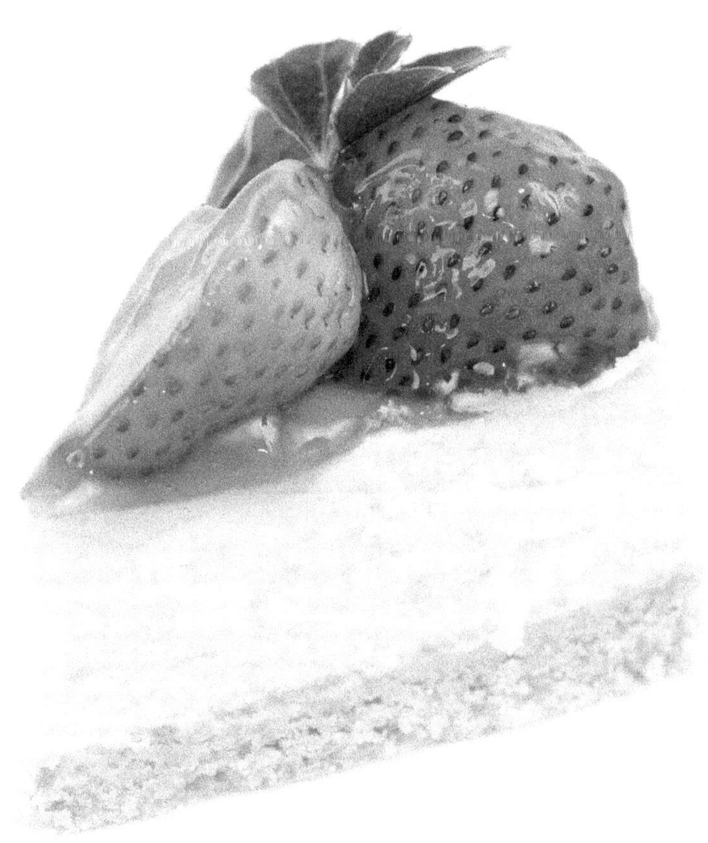

5. Fat bombs de amendoim:
  - Ingredientes:
    - Manteiga de amendoim sem açúcar
    - Óleo de coco
    - Adoçante natural (eritritol, stevia, etc.)
    - Extrato de baunilha
  - Modo de preparo:
    1. Em uma tigela, misture a manteiga de amendoim, o óleo de coco derretido, o adoçante e o extrato de baunilha.
    2. Mexa bem até obter uma massa homogênea.
    3. Modele pequenas bolinhas com a massa.
    4. Coloque as bolinhas em uma assadeira forrada com papel manteiga.
    5. Leve à geladeira por algumas horas, até ficarem firmes.
    6. Sirva as fat bombs de amendoim como um snack saboroso e cetogênico.

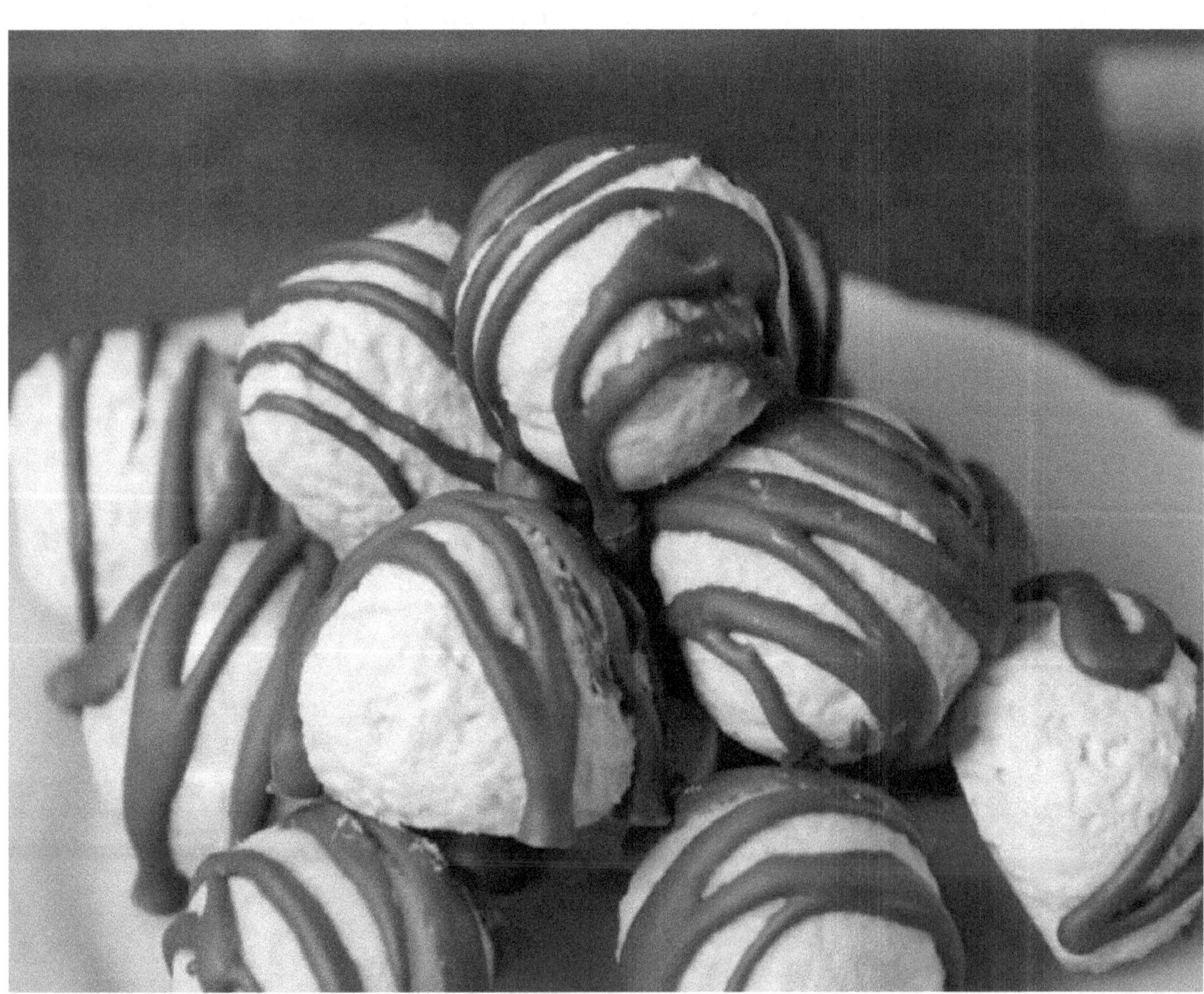

Essas são apenas algumas opções de receitas cetogênicas de sobremesa. Lembre-se de adaptar as quantidades de ingredientes de acordo com suas necessidades e preferências. Aproveite suas sobremesas cetogênicas de forma moderada como parte de uma alimentação balanceada.

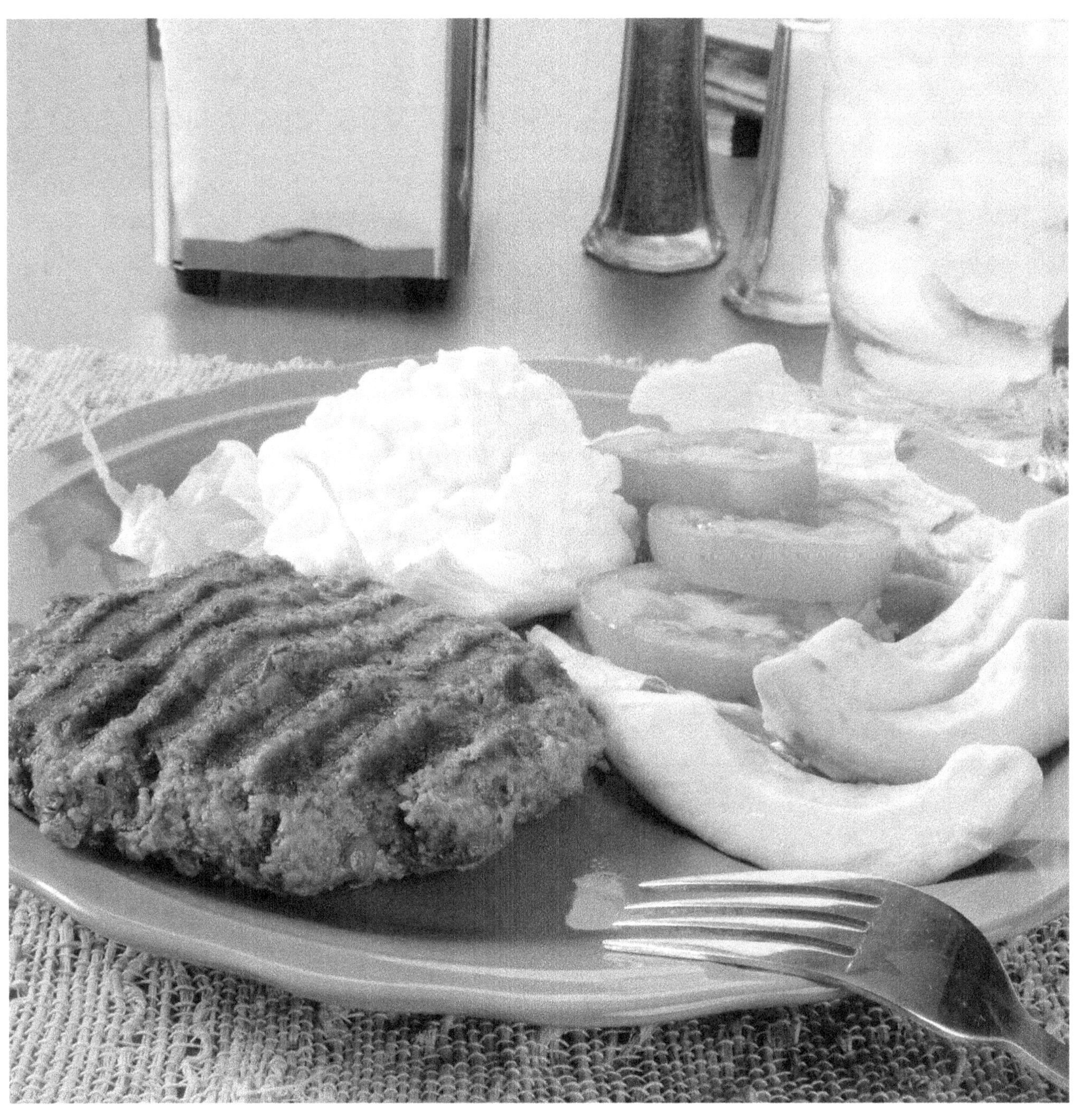